Fachbücher *therapie kreativ*
Band 8

Stärkekarten, Glückssteine und Lebensbühnen

22 kunsttherapeutische Einheiten in Schule, Kindergarten und Kinder- und Jugendlichentherapie

Armin Kaster
Stärkekarten, Glückssteine und Lebensbühnen
Fachbücher *therapie kreativ,* Band 8
Neukirchen-Vluyn:
Affenkönig Verlag 2009
ISBN 978-3-934933-24-8

1. Auflage 2009

Lektorat: Dr. Udo Baer

Satz: TRITUM, Jena

Umschlaggestaltung: Schneider Visuelle Kommunikation unter
Verwendung eines Bildes von © Klaus Schneider

Druck: Druckerei Kretzschmar, Gehren

Armin Kaster

Stärkekarten, Glückssteine und Lebensbühnen

22 kunsttherapeutische Einheiten in Schule, Kindergarten und Kinder- und Jugendlichentherapie

Affen König

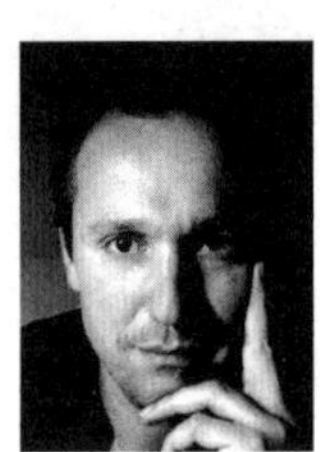

Armin Kaster, Jahrgang 1969
freier Künstler, Autor, Pädagoge, Kreativer Supervisor und Kunsttherapeut (Zukunftswerkstatt *therapie kreativ*). Seit Jahren führe ich Projekte, Performances und Ausstellungen im In- und Ausland durch, die auf der Schnittstelle zwischen bildender Kunst, darstellendem Spiel, Literatur, Pädagogik und Therapie angesiedelt sind.

Veröffentlichungen:
„Masken – Die Verwandlung der Wirklichkeit", projekt verlag, 2005
„Gestalten mit Kindern – Dokumentation Mus-E im Kindergarten", Yehudi Menuhin Stiftung Deutschland, 2007
„Im Netz gewinn ich jeden Fight", (Jugendroman) Verlag an der Ruhr, 2009
„Im Netzt gewinn ich jeden Fight", (Literatur-Kartei zum Roman), Verlag an der Ruhr, 2009
„Kunst mit dem, was da ist. Ideen für (un)geplante Kunststunden. Klasse 5-7", Verlag an der Ruhr, 2009

Inhalt

Vorwort

Der Künstler, Schriftsteller und Kunsttherapeut Armin Kaster führt seit vielen Jahren neben seiner therapeutischen Praxis kunsttherapeutische und künstlerische Projekte an Schulen und in Kindergärten durch. Aus der Fülle seiner Erfahrungen stellt er hier 22 Einheiten vor, die sich für die Gruppenarbeit wie für die Einzeltherapie eignen.

Was mir besonders an diesem Buch gefällt, ist sein warmherziger Blick und seine interessierte und liebevolle Haltung den Kindern gegenüber. Er vertraut auf die Weisheit der Kinder und hört ihnen zu. Diese Einheiten sind nicht am Schreibtisch entstanden, sondern in der Praxis, im Dialog mit Kindern und Jugendlichen.

Wenn Kinder ernst genommen werden sollen, brauchen sie Ausdrucksmöglichkeiten, in Worten und über das Wort hinaus. Wofür Kinder und Jugendliche keine Worte finden, können sie in diesen Einheiten zum Ausdruck bringen. Entscheidend dafür, dass sie sich daran wagen mitzuteilen, was sie bewegt, ist die Haltung, die wir Erwachsene ihnen entgegenbringen. Armin Kaster beschreibt sie als „keine Wertung". Darüber hinaus ist es wichtig, dass sie gefordert werden, dass sie eigene Werte und Bewertungen entwickeln. Mit „keine Wertung" ist zumeist „keine Abwertung" gemeint. Kinder brauchen keine Abwertungen, weder hohle Beschönigungen noch Erniedrigungen. Stattdessen brauchen sie Wertungen und Werte, Vorbilder und Gegenüber. Interesse und Wohlwollen sind Wertungen, Respekt und Würde sind Werte, wie sie in diesem Buch vertreten werden.

Empfehlenswert ist dieses Buch wegen seiner Haltung und wegen seines konkreten Nutzens für die Leser/innen. Die Beschreibungen der Einheiten enthalten jeweils Angaben nicht nur über den Ablauf, sondern auch vieles andere Nützliche: Für wen und wann ist die Einheit einsetzbar? Welches Material wird benötigt? Welchen Varianten gibt es? Usw. Die Einheiten sind sofort und vielseitig umzusetzen.

Das Buch wendet sich an Therapeut/innen, die mit Kindern und Jugendlichen arbeiten und über das Verbale hinausgehen wollen. Es bietet auch all denen wertvolle Hilfen, die im Grenzbereich zwischen Kunst(unterricht) und Kunsttherapie Anregungen suchen, durch kreative Methoden den Ausdruck und den Kontakt von Kindern und Jugendlichen zu fördern.

Dr. Udo Baer

Einleitung

UND statt ABER.

oder: Die Kunst der Wahlmöglichkeit.

„Es gibt Menschen, die können nie nach Phantasien kommen", sagte Herr Koreander, „und es gibt Menschen, die können es, aber sie bleiben für immer dort. Und dann gibt es noch einige, die gehen nach Phantasien und kehren wieder zurück. So wie du. Und die machen beide Welten gesund."

(Michael Ende, Die unendliche Geschichte)

Vor über zehn Jahren, als mir mein Anerkennungsjahr im Schulkindergarten einer Grundschule bevorstand, träumte ich nachts von einer Mauer, hinter der das Land der Kinder lag. Ich kletterte an den rauen Steinen nach oben und erreichte mühsam den oberen Rand. Von dort oben sah ich auf die andere Seite und konnte mich nicht entschließen hinab zu springen. Zurück klettern war nicht drin, ich hatte mich entschieden, auf die andere Seite zu gelangen, und also blieb ich sitzen. Ich war gefangen in meiner Unwissenheit, was mich hinter der Mauer erwarten würde.

Als ich erwachte, sorgte ich mich vor dem Versagen. Würde es mir gelingen, auf die andere Seite zu kommen? War es überhaupt möglich, das zu tun?

Ein paar Tage später war mein erster Arbeitstag. In der Schule roch es genauso, wie es schon zu meiner Schulzeit gerochen hatte, die Geräusche schienen in den vergangenen Jahrzehnten gleich geblieben zu sein und das Aussehen des Klassenraums war mir vertraut. Ich fühlte mich angekommen in meiner Kindheit.

Bis zu dem Moment, als die Türe aufging und die 16 Kinder in den Raum kamen.

Unbändig. Riechend. Distanzlos. Verschlossen. Ungekämmt. Torkelnd. Lallend. Schreiend. Kratzend. Schimpfend.

So war meine Kindheit nicht. Verflogen jegliche Ego-Romantik. Ich war mir sicher, den Fehler meines Lebens begannen zu haben. Und diese Kinder sollte ich ein Schuljahr lang jeden Tag um mich haben? Ein undenkbarer Moment des Gefangenseins breitete sich in mir aus. Am liebsten wäre ich geflüchtet.

Und dann kam der erste Stuhlkreis an diesem ersten Morgen. Meine Praxisanleiterin forderte die Kinder auf, einen Platz zu wählen und sich zu setzen. Ich stand verkrampft lächelnd am Rand und wartete, dass alle Kinder saßen, um schließlich als letzter in den Kreis zu treten. Als ich mich durch eine Lücke schob, stellte mir jemand ein Bein. So gelangte ich ins Land der Kinder: Stürzend.

Seitdem arbeite ich mit Kindern und Jugendlichen.

Zunächst als Sozialpädagoge, später dann als Kunsttherapeut. Aber immer und vor allem als freier Künstler. Der Unterschied liegt in der Akzentuierung der Methodik. Als Künstler stehen die kreativen Medien im Mittelpunkt meiner Arbeit, schöpfe ich aus ihnen und der damit verbundenen Weltsicht. In der Kunst – so wie ich sie verstehe – gibt es kein Richtig und kein Falsch. Dort ersetzt das Wort UND das Wort ABER. Eine Auffassung über die Wirklichkeit, die andere Wirkungen erzielt, als eine wertende Sicht. Das setzt eine Haltung voraus, die den Wahrnehmungen der Kinder und Jugendlichen traut und mit ihnen zeitweise auf Augenhöhe ist. So wie ich als Künstler meiner Wahrnehmung trauen muss, um zu eigenen Aussagen zu kommen, muss ich dies auch bei der Begleitung kreativ gestaltender Menschen tun. Wird ein künstlerischer Prozess zu früh bewertet, entsteht eine Irritation, die das Ergebnis ablenkt von dem, was eigen ist.

Gerade Kinder und Jugendliche, deren Eigenarten und Besonderheiten missachtet werden, die täglich erfahren, dass sie keinen Wert haben und die in ihrer Person nicht angenommen werden, brauchen Menschen, die sie als etwas „Richtiges“ behandeln, die sie als wertvoll ansehen und ihnen dies auch zeigen. In diesem Zusammenhang steht die Kunst auch immer als eine Möglichkeit, von sich in ästhetischer Weise Mitteilung zu machen.

In meiner Arbeit geht es nicht „nur“ um einen künstlerisch-therapeutischen Prozess, mir sind auch die Ergebnisse wichtig, und zwar dann, wenn die Kinder und Jugendlichen darüber von ihren Familienangehörigen, den Lehrern und anderen sie umgebenden Menschen positive Rückmeldungen erhalten. Dadurch erleben sie, dass ihre Mitteilungen (hier als Kunstwerke) etwas bewirken: als ein Werk, das ihnen Zuneigung, Lob und Anerkennung bringen kann.

Da, wo eine Ausstellung oder Präsentation unangebracht ist, stehe ich als Künstler/Therapeut/Lehrer/Erzieher, also als Mensch an ihrer Seite. UND statt ABER. Jeder Ausdruck hat ein Recht, gemocht und als kostbar gesehen zu werden. Kinder, die in ihren kommunikativen und kreativen Äußerungen angenommen werden, nehmen sich selber ernst und können so in größerem Maße aus sich heraus und mit ihrer persönlichen Kompetenz agieren.

In den künstlerisch-kreativen Gestaltungen zeigt sich die gestaltende Person in ihrer Eigenart und wie sie auf die Umstände ihres Lebens reagiert. Darin ist lesbar – und zwar nur für die Gestaltenden selbst! – welche Kompetenzen, Fähigkeiten und Kräfte, aber auch was für Hindernisse, Leiden und Problematiken bestehen. Als Therapeut begleite ich den Erkennensprozess, stehe an ihrer Seite und helfe mit meiner fachlich-menschlichen Kompetenz bei der Erkundung der jeweiligen eigenen Wirklichkeit. Das ist Therapie, die

z. B. durch Nähren, Spiegeln und Gegenübersein geschieht, wie es im Tridentitätskonzept der leiborientierten Kunsttherapie nach Baer herausgearbeitet wird. So tritt die Beziehung zu den Kindern und Jugendlichen an eine gleiche Stelle wie der Prozess und das Ergebnis der kreativ-therapeutischen Gestaltung. Es öffnen sich neue Wege in die Welt und die Gestaltungen bieten Erprobungen für neue Verhaltens- oder Sichtweisen. Denn wenn sich die Lebensumstände der Kinder und Jugendlichen schon nicht ändern lassen, müssen die Kompetenzen und Strategien gestärkt werden, mit denen sie auf die sie umgebenden Einflüsse reagieren können. So verstehe ich den Nutzen und die Wirkung der Kinder- und Jugendlichentherapie als direkte Veränderung durch experimentelles Verändern und als eine Art Ausbringung von Saatgut, das später zu wachsen beginnt, das im nachfolgenden Leben erinnerbar sein lässt, was zuvor erlebt wurde, im respektvollen Kontakt mit uns Therapeut/innen, Erzieher/innen, Lehrer/innen und Pädagog/innen.

Die Kunst ist das Medium, mit dem ich das Land der Kinder und Jugendlichen betrete. Doch diese leben nicht ausschließlich in ihrem eigenen Land. Sie halten sich in Schulen, Kindergärten, sozialpädagogischen Einrichtungen, Wohngruppen, Heimen etc. auf. Dort gibt es Regeln und Anforderungen, die häufig mit den Interessen, Überlebensstrategien und Ausdrucksformen der Kinder und Jugendlichen kollidieren. Und auch meine Arbeit und die Auffassung von dem, was Kunst ist (UND statt ABER) kann mit den Interessen, Sichtweisen und Aufträgen der o.g. Einrichtungen kollidieren. Dann entsteht ein Konflikt, den ich stets versuche, im Sinne der Kinder- und Jugendlichen zu entscheiden, damit diese sich frei entfalten können.

Am ehesten gelingt es, wenn Lehrer, Erzieher, Therapeuten „mit ins Boot genommen werden“, also ebenfalls gestalterisch tätig werden. In der Einzelarbeit ist dies allerdings nicht möglich. Dann ist es angezeigt zu verdeutlichen, dass nicht vordergründig Symptome beseitigt werden sollen, sondern die Kinder und Jugendlichen für eine Zukunft gestärkt werden, die es ihnen ermöglicht, in ihrem sozialen Kontext durch erlebte Wahlmöglichkeiten selbstkompetenter zu agieren.

Als Therapeuten kommt uns die Aufgabe zu, die gestalterisch ausgedrückte Sicht der Kinder und Jugendlichen für andere, sie umgebende Personen verständlich zu machen. Dies ist eine Art Dolmetschen, und zwar im Sinne der Kinder. WAS ist gemeint? WIE wird wahrgenommen? WOMIT kann geholfen werden? Dadurch können verändernde Weichen im sozialen System der Kinder gestellt werden. Dabei ist allerdings zuvor die Erlaubnis der Kinder einzuholen. Wir übersetzen schließlich Dinge, die wir in einem Klima aus Vertrauen, Interesse und therapeutischer Professionalität erfahren haben. Der Verdacht der hinterrücks entlockten und heimlich weiter gegebenen Informationen wäre fatal in einer Beziehung, die auf Vertrauen basiert und die mit Menschen arbeitet, die früh Misstrauen gelernt haben.

Die nachstehenden Einheiten sind in den vergangenen Jahren aus meiner künstlerischen und therapeutischen Arbeit entstanden. Dabei waren es meist die Kinder und Jugendlichen, die mich auf eine Idee brachten oder die meine Ideen mit ihrer Wirklichkeit in Verbindung brachten und verbesserten. Allen Übungen ist gemein, dass sie zur Kommunikation anregen sollen, dass sie den Kindern und Jugendlichen die Möglichkeit geben, sowohl gestalterisch als auch verbal etwas von sich mitzuteilen. Gerade die am Rande entstehenden Gespräche, das Sprechen und das freie Fabulieren offenbaren uns, was für die therapeutische Arbeit wichtig und hilfreich ist.

Daneben öffnen diese Einheiten Mitteilungs- und Erlebensräume, in denen die Kinder und Jugendlichen spürbar machen können, was sie von sich selber wissen, auch wenn es ihnen nicht möglich sein sollte, dies auch nachvollziehbar zu verbalisieren. Dann sind wir als verstehende Empfänger der ausgehenden Resonanzen gefragt. Wir können fühlen, wie ein Mensch sich fühlt. Das ist mit „Resonanz“ gemeint. Diese Resonanz führt uns zu der Aussage oder der vielschichtig gefühlten Situation, die spürbar, aber nur schwer benennbar ist. Wir dürfen uns selbst ernst nehmen, müssen das sogar, weil wir manchmal nur auf unsere Resonanz zurückgreifen können, wenn wir mit Kindern und Jugendlichen arbeiten. Sobald die empfundene Resonanz mitgeteilt wird, öffnet sich die Kommunikation, entstehen Wege zu meinem Gegenüber und werden Möglichkeiten der Heilung gangbar.

Mein damaliger Sturz in die Mitte des Stuhlkreises wurde mit vielen interessierten Blicken der für einen kurzen Moment sehr schweigsamen Kinder beantwortet. Was mir zunächst peinlich und unangenehm war, bildete im Weiteren die Basis für meine Arbeit mit diesen wilden, unbändigen, verschlossenen, irritierten und verletzten Kindern. Denn – im Gegensatz zu mir – machten sie aus ihrer Gefühlslage keinen Hehl, waren offen, verhielten sich ehrlich und hatten ein großes Herz für ebenso offenes und ehrliches Verhalten. Sie folgten ihren eigenen Fährten, blieben unbestechlich und nahmen, was sie brauchten, wenn sie durften, was sie wollten. Sie zeigten mir, was rasantes Innehalten bedeutet und wie man abkürzende Umleitungen entdeckt. Dinge, die für die Kunst und Therapie von entscheidender Bedeutung sind.

1

Collagen

Gestaltete Poesie
(ab 6 Jahre)

In der Mitte vom Raum liegt ein Berg aus verschiedenen Materialien, Dingen, Gegenständen, auch Zeitschriften und Illustrierten. Bevor ich erklären kann, was ich damit vorhabe, beginnen die Kinder darin zu wühlen. Sie entdecken kleine Sachen, Spielzeug, Fotos, lesen alte Postkarten, lassen Murmeln rollen oder quietschen mit kleinen Gummitieren. Dabei machen sie sich gegenseitig auf die verschieden Dinge aufmerksam. Es entsteht eine ausgelassene Stimmung. Geschichten fallen ihnen ein, sie erzählen sich Anekdoten und erinnern sich an Zurückliegendes. Ich hole weitere Objekte (Muscheln, Korken, Plastiktiere, Steine, uvm.), lege sie dazu und mache den Vorschlag, aus den Bildern und den Gegenständen Collagen zu gestalten, die eine Geschichte erzählen.

Max Ernst definierte die Technik der Collage als das Zusammentreffen von zwei oder mehr wesensfremden Realitäten auf einer augenscheinlich dazu ungeeigneten Ebene. Dabei springe Poesie über, wenn diese Realitäten sich annähern.

Auf die Welt der Kinder lässt sich diese Definition ähnlich anwenden:

Wenn Kinder etwas mitteilen, trifft ihre Realität auf die Realität ihrer Umgebung, wie z. B. der Therapeuten/innen, Erzieher/innen, Lehrer/innen oder Mitschüler/innen, wobei durchaus der Eindruck entstehen kann, dass der „Untergrund", also der Ort (Schule, Praxis, Betreuung) oder die Situation (Unterricht, Therapie, AG), wo dieses stattfindet, „augenscheinlich ungeeignet" ist. Und dort, wo es dennoch geschehen darf, entsteht Poesie. Da wird erzählt, gedichtet, fabuliert, gesponnen und getraumtänzert – man muss nur hinsehen und offen sein für die Schönheit dieser Poesie.

Collagen als Technik haben dies zur Grundlage. Sie sind fantasiefördernd, schaffen Raum für die kreative Darstellung von individuellen Wirklichkeiten und erweitern den Blick für ungeahnte Möglichkeiten. In Collagen passt nicht alles zueinander, aber die Beschäftigung damit bringt neue Ordnungen, andere Ästhetiken als die üblicherweise mit „schön" bezeichneten. Collagen fordern auf, genauer hinzusehen, erst dann entfalten sie ihren Ideenreichtum und ihre eigene Logik.

Franziska wählt für ihre Collage ein Holzbrett als Untergrund. Darauf verteilt sie verschiedene Dinge wie Steine, Blätter, Bilder, Folie, farbiges Papier u.v.m.. Ein buntes Sammelsurium entsteht. Konzentriert schiebt sie die einzelnen Dinge hin und her, klebt erste Sachen fest und malt die Zwischenräume mit schwarzer Farbe aus. Sie sagt, das sei ihr Zimmer bei Nacht. Sie berichtet von einem seltsamen Geist, der nachts manchmal ihr Spielzeug stiehlt. Wenn sie am nächsten Tag aufwacht, fehlen Sachen. Letzte Woche war es ihr Karaoke-Rekorder. Die Gegenstände auf ihrer Collage befestigt sie mit Heißkleber. Jetzt ist alles richtig fest. Dann wird sie still und sagt wie beiläufig, dass kein Geist die Sachen aus ihrem Zimmer holt, sondern ihre Mutter. Weil sie kein Geld haben und weil die Mutter ihre Sachen verkauft.

1. Was ist eine Collage

Es ist gut den Kindern vorzustellen, was eine Collage ist. Es hilft ihnen dabei, die innere Erlaubnis zu besitzen, aus den herum liegenden Dingen etwas völlig Neues zu kombinieren, das nicht „schön" sein muss. Eine Collage bringt verschiedene Materialien, Gegenstände und Farben zueinander und lässt sie miteinander zu einem neuen Bild werden. Eine Collage ist wie ein Fingerabdruck: immer einzigartig und neu. In ihr werden Sachen so zusammen gebracht, dass sie auf einmal zusammen gehören. Ein Sektkorkenverschluss wird zum Vogelkäfig, ein Playmobilschwert zum Zahn eines Wildschweins, das Wildschwein entsteht aus der Hülle einer Kastanie und wird auf das Bild der Sahara geklebt, wo es sich mit einem Mondkalb unterhält.

2. Die Collage gestalten

Als Unterlage nehme ich meist Holzplatten, die es in Baumärkten günstig (manchmal kostenlos) gibt. Auf Holzplatten kann sowohl gemalt als auch geklebt und genagelt werden.

Im Altpapiercontainer finden sich jede Menge Zeitschriften und als Farbe eignet sich Acryl- oder Abtönfarbe. Sobald ich verschiedene Gegenstände gesammelt habe, besitze ich genügend Material für Collagen. Alternativ ist es möglich mit den Kindern nach draußen zu gehen und dort Dinge zu finden. Meist entdecken sie Müll, aber auch ungeahnte Schätze, die in der Collage wieder neue Bedeutungen erhalten. Auch Naturmaterialien sind für Collagen geeignet. Ist ein etwas größerer Fundus an Gestaltungsmaterial vorhanden, kann die Arbeit beginnen. Meist lasse ich die Kinder frei mit den Dingen experimentieren, also absichtslos verteilen, verbinden, verschieben, daraus erste Ordnungen bilden und Inhalte definieren.

Jonas legt aus Pappstücken, Medikamentenschachteln, Eierbechern und Streichhölzern eine Stadt. Er malt verbindende Strassen und am Bildrand entsteht das Meer. Eine riesige Welle rollt auf die Stadt zu und reißt alles mit, was sich ihr in den Weg stellt. Jonas schüttet den Wasserbecher vom Rand aus über das Bild. Jetzt sind alle tot. Die Stadt ist überspült, alle Häuser stehen unter Wasser. Aber so darf es nicht bleiben. Mit einem Lappen trocknet er die Stadt und versucht, die Häuser zu reparieren. Aber es geht nicht. Alles muss neu aufgebaut werden. Jonas lässt die Oberfläche trocknen. Dann baut er die Stadt auf den Trümmern der alten Stadt wieder auf. Er malt erneut Straßen, dann das Meer und davor eine hohe Mauer. Dann gestaltet er die Häuser zu einer bunten Siedlung. Jetzt ist alles fertig und neu und schön. Das Bild kann aufgehängt werden. Aber nicht so, dass das Meer wieder in die Stadt läuft.

Wenn Themen vorgegeben werden, ordnet sich die Gestaltung um dieses Thema. Thematische Vorgaben können sich aus allem ergeben, was die Kinder *hier und jetzt* mitbringen. Darin enthalten sind die Dimensionen des *dort und damals*, also dem was Kinder erlebt haben, das ihr Verhalten beeinflusst und sich verändert in den Gestaltungen wieder findet. In den Collagen werden Themen sichtbar, vor allem deren Anordnung, Fremdheiten, Gegensätze und Verbindungen.

Nick klebt das Bild eines Autos in die Mitte des Blattes. In das Auto zeichnet er einen Fahrer und dahinter eine kleinere Person. Um das Auto herum zieht er eine Linie, die einer überdimensionalen Käseglocke ähnelt. Dann schneidet er verschiedene Bilder aus und klebt sich um die Linie herum. Zu sehen sind: ein Affe im Versuchslabor, ein schreiender Sportler, ein Soldat, ein dürrer, traurig schauender Hund und ein Chinesischer Drache, aus dessen Maul Feuer schießt. Im Verlaufe des Gesprächs erfahre ich die Geschichte, die hinter der Collage steht: Nicks Stiefvater hat am vergangenen Wochenende seinen Halbbruder abgeholt, um mit ihm das Wochenende in einem Freizeitpark zu verbringen. Als auch Nick mit seinem Koffer in das Auto des Stiefvaters steigen will, fragt der ihn, wie Nick auf die Idee kommt, dass er mitgenommen wird, schließlich ist er nicht sein Sohn. Dann sind die beiden ohne Nick gefahren.

Collagen überspringen die Hürden des Könnens, die in gezeichnete Bilder genommen werden müssen. Beim Gestalten einer Collage werden Bilder oder Gegenstände symbolisch zur Verdeutlichung eines Gefühls oder Sachverhalts genommen und mit anderen Dingen in Verbindung gebracht. Durch den Einsatz der verschiedenen Materialien können die Geschichten und Themen mühelos gestaltet werden. Eine Collage entsteht schnell, fast wie erzählt. Da die Bilder und Gegenstände bereits vorhanden sind und nicht erst hergestellt werden, ist ihr Einsatz durch eine gewisse Distanz geprägt. So besteht auch Distanz zu der gestalteten Collage und hilft die teilweise überwältigenden Erinnerungen auch wieder zu verlassen.

Aus großen Zeitungslettern schreibt Jill ihren Namen und klebt ihn auf den unteren Rand ihres Bildes. Darüber malt sie einen breiten braunen Streifen. Über den Streifen malt sie mit schwarzer Wasserfarbe. Sie schneidet das Bild eines Bettes aus und klebt es über ihren Namen. Es folgen spitze, weiße Stacheln, die sie aufrecht in die Matratze steckt.

Dann lässt sie das Bild für eine Weile liegen und sagt, dass es ganz schön hässlich sei. Schließlich mischt sie verschiedene Wasserfarben zusammen und spritzt sie über das Bild, bis die Szenerie kaum noch erkennbar ist. Als sie das Bild beendet hat, schiebt sie es weit von sich. Ich frage sie, was auf dem Bild zu sehen ist. „Na, das mit meinem Vater", ist ihre knappe Antwort. Sie schweigt, aber sie wirkt erleichtert, als sie das Bild in den Müll wirft. Mir ist bekannt, dass der Vater ihre Mutter vor einigen Wochen mit einem Messer bedroht und verletzt hat. Jill erlebte das Drama mit. Damals flüchtete sie sich unter ihr Bett.

Material:
- Holzbretter als Unterlage
- Nägel und Hammer
- Kleber und Heißklebepistole
- verschiedene Gestaltungsgegenstände
- Farben und Pinsel
- Zeitschriften, Fotos oder Postkarten

2

Glückssteine

Das Glück liegt auf der Straße

(ab 5 Jahre)

Die Kunstgruppe hat sich für diesen Nachmittag etwas ausgedacht: Sie wollen Steine bemalen. Auf dem Tisch liegt bereits ein gutes Dutzend. Mit Abtönfarbe werden die weichen und rauhen, die kleinen und großen Steine bemalt. Sie erhalten Punkte, Linien, Muster, manche werden mit Glimmer bestreut, andere sind einfarbig. Zum Trocknen kommen die Steine auf die Fensterbank. Wir beobachten, wie die Farbe in die Steine einzieht. Zum Abschluss mache ich den Vorschlag, die Steine mit Firnis zu besprühen.

- *Wofür?*
- *Damit sie ihre Farbe nicht verlieren?*
- *Hilft das auch gegen Regen?*
- *Eigentlich schon.*

Jetzt werden die Steine in der Umgebung verteilt. Denn die bunten Steine sind Glückssteine. Wer sie sieht und sich an ihnen freut, dem bringen sie Glück.

Danke an Pia, Jessica, Lena, Anika, Dominic und David für diese Idee!

Das Glück liegt auf der Straße. Und unter Hecken, in der Erde, unter Bäumen, auf Feldern und sogar auf dem Schulhof. So war es nach der oben beschriebenen Kunststunde. Seitdem verzieren viele Steine die Umgebung meiner Projektschulen, weil hunderte solcher Steine entstanden sind.

Ein bunter Glücksstein erinnert an das Glück. Er zeigt, dass das Glück überall zu finden ist und dass man manchmal etwas dafür tun muss, z. B. Steine suchen und bemalen. Es ist selten möglich, das Glück zu behalten, es vergeht, zieht an andere Orte, ist sprunghaft, nomadisch und es kommt zurück. Das Glück sucht sich seine eigenen Wege. Aber es ist immer da. Steine sind überall zu finden. Es gibt sie millionenfach und kostenlos. Wie das Glück.

1. Glückssteine gestalten

Die Steine zu suchen ist der erste Schritt in Richtung Glück. Mit Acryl-, Abtön- oder Wasserfarbe können die Steine bemalt werden. Es ist ganz gleich, wie sie aussehen, es geht hauptsächlich um die aktive Beschäftigung mit dem Glück. Es können viele kleine Steine bemalt und in der Umgebung verteilt werden. Ein besonderer Stein kann gestaltet und mit nach Hause genommen oder verschenkt werden. Auch größere Steine oder sogar Findlinge bieten sich an, dem Glück ein gestaltetes Denkmal zu setzen. Sobald die Farbe getrocknet ist, kann der Stein mit Firnis besprüht oder mit Klarlack bestrichen werden. Das macht in wetterbeständiger.

2. Glückssteine verteilen

Joseph Beuys begann im Jahr 1982 mit der Pflanzung von 7000 Eichen in Kassel. Neben jede Eiche ließ er einen Basaltblock stellen. Gedacht war diese Kunstaktion als ein Beitrag zum Umweltbewusstsein, von dem die Stadt Kassel noch heute profitiert. Warum nicht auch Steine für das Glück!? Steine können überall hingelegt werden. Im Sinne von Beuys wären diese Steine ein Beitrag zur „Sozialen Plastik“, die in Kurzform besagt, dass jeder Mensch durch kreatives Handeln zum Wohl der Gemeinschaft beitragen kann und dadurch plastisierend auf die Gesellschaft einwirkt. Für Kinder heißt das übersetzt: Du kannst mit deinen Steinen dir und den anderen deutlich machen, das es im Leben Glück gibt.

Material: - Farbe und Pinsel - Firnis - Steine

3

Traumhäuser

Wie es sich gut leben lässt

(ab 7 Jahre)

Nermina lebt mit ihrer Familie in einer kleinen Wohnung. Sie kommen aus Bosnien. Dort besaßen sie ein Haus. Jetzt sind sie arm und von Abschiebung bedroht. Nermina spricht nicht und ist sehr ernst. Weil sie krank ist, kann die Familie in Deutschland bleiben. Fast jeden Tag übergibt sie sich, doch weil sie kaum etwas isst, hängt sie meist verkrampft über dem Waschbecken und weint, weil es sie so anstrengt. Als die Familie nach Monaten endlich erfährt, dass sie in Deutschland bleiben dürfen, verbessert sich ihr Zustand. In dieser Zeit lerne ich sie kennen. Als wir die Traumhäuser *bauen, verblüfft mich Nerminas Haus. Es hat keine Wände. Dafür unter dem Fundament Räder und als Betten Hängematten, gefüllt mit bunter Wolle. Das Dach liegt auf vier Säulen und ist aus einem Netz gebaut. Darin liegen Laub und Muscheln. Am wichtigsten ist die kleine Lampe neben ihrer Hängematte. Wenn daran gerieben wird, verändert sich das Haus, wird unsichtbar und verschwindet über alle Berge. Nachts, wenn alle schlafen, bewacht das Haus die Welt.*

Zu Hause sein, Unterschlupf finden, es sich gemütlich machen, My home is my castle usw.. Wir Menschen verbinden mit dem Ort unseres Wohnens den Platz, wo uns nichts geschieht, wo wir sicher sind, wo die Welt draußen bleibt und wo wir tun und lassen können, was wir wollen. Diesen Ort gestalten wir nach unserem Geschmack, richten uns ein, schaffen mit Möbeln unsere eigene Ordnung. Es gibt Fenster, durch die wir nach draußen sehen, Türen, durch die wir ein- und ausgehen, Schlösser, die uns vor ungeliebten Eindringlingen schützen. In der Küche wird gekocht, im Wohnzimmer gelebt, im Schlafzimmer geschlafen. Im Badezimmer reinigen wir uns, auf dem Balkon sitzen wir in warmen Sommernächten, auf dem Speicher verstauben ungebräuchliche Dinge und im Keller liegen die Leichen oder lagern die Kartoffeln.

Wir leben in Häusern, Kinder auch. Aber Kinder haben selten die Wahl zu entscheiden, wie sie darin leben möchten. Sie müssen sich mit den Bedingungen des Lebens in und mit ihrer Familie abfinden.

Kinder sind Meister im Arrangement von Missständen. Sie erträumen sich helfende, schützende und rettende Welten.

Darin leben sie ihr besseres Leben. Architektur, Statik und Baupläne schränken die freie Fantasie ein. Normierte Einrichtungsideen, tausendfache Kopien der großen Möbelhäuser und funktionale, aber eintönige Baumärkte schaffen Wohnformen jenseits der anarchischen Kinderideen.

Und was wäre, wenn unsere Kinder die Zimmer, Wohnungen, Häuser und Städte planen? Und wir – mit unserem Wissen – nur dafür sorgen, dass diese Pläne in die Wirklichkeit umgesetzt werden?

Es gibt Projekte, in denen Kinder Vorschläge machen, womit und wie sie auf Spielplätzen am liebsten spielen würden. Und dann werden diese Vorschläge in eine T.Ü.V.-sichere Wirklichkeit übertragen und gebaut!

Für die Therapie stellen sich die oben aufgeführten Ideen in einem ähnlichen Licht dar. Aber in der kreativen Therapie mit Kindern sind wir aufgerufen, die Kinder durch die Kraft ihrer Ideen derart zu stärken, dass sie lernen, ihr Leben zunehmend selbstbestimmt in die Hand zu nehmen. Und dazu gehört, dass sie träumen: Was sie für ihr Leben brauchen. Zum Beispiel in den eigenen vier Wänden.

1. Das Haus erträumen

Ein Traumhaus sollte den Träumen entspringen. Es sollte alles besitzen, was einem fehlt. In einem Traumhaus lebt es sich traumhaft gut. Es ist ein Ort des Wohlfühlens und des Schutzes. Dort kann einem nichts geschehen, zumindest nichts, was man nicht will.

Mit den nachstehenden Fragen versuche ich, die Kinder in den Bereich des erträumten Hauses zu bringen. Selbstverständlich lassen sich noch mehr Fragen stellen.

- Wovon träumst du?
- Wie sieht das Haus deiner Träume aus?
- Was muss ein Haus, der Ort deines Wohnens haben, damit du dich dort wohl fühlst?
- Kannst du in deinem Haus alles machen, was du willst?
- Ist es dort aufregend?
- Gibt es dort Spielorte? Gemütliche Betten? Aufregende Stellen?
- Wie groß ist das Haus deiner Träume?
- Kann sich das Haus verwandeln oder ist es immer gleich?
- Hat das Haus Beine, Räder, etc.?
- Wie groß sind die einzelnen Räume?
- Sind Menschen da? Wer ist da?

Mit solchen Fragen und mehr lässt es sich wunderbar fabulieren, werden Luftschlösser und Zauberburgen entworfen.

Was brauchst du für dein Leben?

Wie kannst du es wo für dich finden?

2. Traumhäuser gestalten

Um die Wünsche zu konkretisieren, ist es gut, die Ideen Materie werden zu lassen. Dafür braucht es Pappe, Scheren und Teppichmesser, Kleber und eine Heißklebepistole. Später noch Farben, Pinsel und jede Menge Gestaltungsmaterial, das sich an den jeweiligen Ideen der Kinder orientiert. Aber vor allem brauchen Kinder Begleitpersonen und Weggefährten, die sich nicht scheuen, die schwindelerregenden Pfade der kindlichen Fantasie und Bedürfnisse zu besteigen.

Wenn Kinder *Traumhäuser* bauen, unterstütze ich, halte ich fest, schneide Pappe, bediene die Heißklebepistole (oder zeige, wie sie bedient wird) kurz: Ich helfe in der Realisation der jeweiligen Idee. Und während ich in allen praktischen Dingen helfe, spreche ich mit den Kindern. Das ist alles. Alles Weitere entsteht im Prozess des Arbeitens und Erzählens.

Manches wird direkt erzählt, anderes hält sich verborgen und zeigt sich in Nebensätzen, wieder anderes wird beim Gestalten erinnert. Was geschieht, ist immer neu, immer anders. Gefordert ist unsere Wachheit und Bereitschaft, sich auf die Aussagen der Kinder einzulassen.

Niklas Traumhaus zeigt ein rundes Haus mit kleinen Fenstern. Das Dach ist mit Stroh gedeckt. Um das Haus stehen einige Palmen, dahinter das Meer, daneben eine Stadt. Das Haus hat keine Zimmer und keine Einrichtung. Ich frage ihn danach, doch antwortet er nur mit einem Schulterzucken. Auch über die Stadt erfahre ich nicht viel. Ein bisschen berichtet Niklas vom Strand, aber auch dieses Gespräch verebbt nach einer Weile und unsere Unterhaltung versiegt. Ich frage noch nach dem Ort, ob er dort im Urlaub gewesen sei. Fehlanzeige. Mir fällt nichts mehr ein.

Dann erzählt Niklas, dass er mit seiner Mutter in dem Haus lebe. Und dass sein Bruder bei der Tante bleiben muss. Und dass er nicht weiß, wo die Tante ist. Mit seiner Mutter fährt er in den Osterferien nach Fuerteventura und dort treffen sie die Tante mit dem Bruder. Der Vater darf nicht wissen, wo das ist, weil der immer so ausrastet. Aber eigentlich würde er auch gerne mit seinem Vater in den Urlaub fahren. Aber das geht im Moment nicht. Weil der eben so ausrastet. Deshalb fahren sie in das Haus nach Fuerteventura. Das kennt er aus dem Katalog.

Es kann hilfreich sein, bereits fertige Kartons zum Gestalten der *Traumhäuser* mitzubringen. Besonders beliebt sind Umzugskartons, da sie genügend Möglichkeiten bieten und ziemlich stabil sind.

Variante:

Elfenhäuser

Wer einmal in Irland war, kennt die kleinen Häuser in den Gärten, die so genannten Fairyhouses (Elfen- oder Feenhäuser). Fairys können den Menschen sowohl helfen, als auch schaden. Dem Volksglauben nach werden die Feen und Elfen von den für sie gestalteten Fairyhouses angelockt und bleiben sodann bei den ihnen freundlich gewogenen Menschen wohnen. Dort erweisen sie sich als freundlich und hilfsbereit. Und sobald sie eines der Fairyhouses bewohnen, sind sie der dortigen Menschenfamilie wohl gesonnen.

Das erfuhr ich in Irland. Als ich wieder zu Hause in Deutschland war, machte ich ein erstes Elfenhaus-Projekt. Es war ein Erfolg. Die Kinder bauten aufwendige Häuser, schmückten sie und gestalteten den Elfen wundersame Einrichtungen. In anderen Worten: Die Kinder projizierten manches von dem, was ihnen fehlte, auf die heiß geliebten Elfen. Daraus entstand eine Vielzahl konstruktiver Gespräche.

Das Projekt wurde in der Nacht vor Allerheiligen, also zum Halloweenfest (ursprünglich auch aus Irland kommend) mit einer nächtlichen Ausstellung beendet. Die Kinder stellten kleine Teelichte in ihre Häuser und schufen ein Elfendorf, das sich um einen alten Baum wand und die Elfen locken sollte. Gemeinsam wünschten sich die Kinder während dieses Rituals, dass die Wünsche in Erfüllung gehen würden.

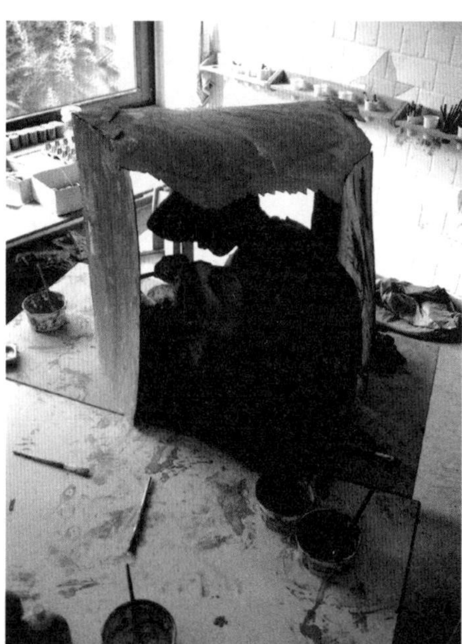

Traumhaus während der Gestaltung

Material:
- Pappe oder Umzugskartons
- Kleber
- Heißklebepistole
- Schere und Teppichmesser
- Kreppband
- Farben
- Pinsel und Schwämme
- Glimmer
- verschiedene Gestaltungsmaterialien, z. B.: Netze, Federn, Stöcke, Muscheln, Wolle, Garne, Goldfolie, Plastikblumen, Streichholzer, Steine, Wurzeln, Stoffe, bunte Bänder, buntes Krepppapier, u.v.m..

4

Lebensgroße Pappfiguren

Wie ich sein möchte

(ab 5 Jahre)

Eine beliebte Methode vom Kindergarten bis zu den weiterführenden Schulen ist das Übertragen des eigenen Körperumrisses auf ein entsprechend großes Papierstück, um es dann farblich zu gestalten. Da Emil dies bereits kennt und nicht ein weiteres Mal machen will, schneidet er seinen Umriss kurzerhand aus und hängt ihn wie eine Maske vor seinen Körper. Damit schreitet er durch die Klasse und lenkt seine Mitschüler ab. Ich schlage ihm vor, seine Körperteile auf Pappe zu kleben und erneut auszuschneiden, was seinen Umriss etwas stabiler macht. Er lässt sich darauf ein und als er die Hände, Unterarme, etc. als einzelne Stücke vor sich liegen hat, kommt er auf die Idee, die Teile mit Musterklammern zu verbinden. So entsteht sein Umriss als bewegliche Figur.

Die oben beschriebene Anekdote ging in Serie. Seitdem habe ich mit vielen Kindern derartige lebensgroße Pappfiguren erstellt. Dabei können sich die Kinder als etwas gestalten, das sie gerne wären. Und im Vergleich zum Karneval mit seiner Möglichkeit, in ein Kostüm zu schlüpfen und sich anderen als etwas Neues zu präsentieren, sehen sich die Kinder bei den Pappfiguren selber. Die Distanz schafft eine ganz besondere Wahrnehmung auf sich selbst.

Dabei sind die meisten überrascht, ihre eigene Größe zu entdecken. Oft kommen sie sich kleiner vor und erleben Freude und Stolz, dass sie schon so groß sind. Das ist wohl das besondere an dieser Einheit: die beglückende Überraschung über sich selbst. Dies erklärt wohl auch, warum sich so viele Kinder als die gestalten, die sie auch sonst sind. Meist wählen sie sogar exakt die gleichen Kleidungsstücke, die sie an diesem Tag oder an anderen Tagen tragen. Erst später, z. B. bei der Frisur und ergänzenden Dingen wie Schmuck, staffieren sie sich reichhaltiger aus und fügen erfundene Ergänzungen bei.

Für mich besteht die besondere Wirkung dieser Einheit darin, sich selbst in seinen Körperausmaßen zu sehen und zu ahnen, wie die Wirkung auf andere sein könnte. Indem der eigenen Körper in seinen einzelnen Bestandteilen zerlegt und dann wieder zusammengesetzt wird, baut sich ein Bezug zur eigenen Körperlichkeit auf. Es ist sichtbar, was ansonsten nur in Ausschnitten, verkleinert auf Fotos oder als Spiegelung wahrgenommen wird.

1. Die Körperteile zeichnen und ausschneiden

Zu Beginn der Arbeit steht das Übertragen der Körperumrisse auf Pappe. Je nach Alter der Kinder wollen sie den Umriss als sichtbare Figur auf ein großes Stück Pappe zeichnen oder aber sie verstehen, dass ihre Figur erst später, beim Zusammensetzen sichtbar wird und zeichnen ihre Hände, Unterarme, Füße, etc. Platz sparend nebeneinander auf kleinere Pappstücke.

Bei dieser Tätigkeit brauchen Kinder manchmal Hilfe, z. B. beim Abzeichnen des Kopfes oder Oberkörpers. Es ist ratsam, die einzelnen Körperteile zu beschriften, weil sie später nicht immer sofort erkennbar sind. Dann kann es vorkommen, dass auf einmal übermäßig kräftige Oberarme und seltsam dünne Beine sichtbar werden, wenn die Oberschenkel und Oberarme vertauscht wurden. Das Ausschneiden der einzelnen Körperteile ist etwas anstrengend. Es empfiehlt sich daher, entweder Fotokarton oder dünne Pappe zu nehmen. Nicht so geeignet ist Karton, dessen Wellpappe das Ausschneiden von filigraneren Partien, wie z. B. den Finger zu einer Qual macht.

2. Die Pappfigur zusammenbauen

Sind die 14 einzelnen Teile (1 x Kopf und Oberkörper, 2 x Füße, Unterschenkel, Oberschenkel, Hände, Unterarm und Oberarm) dann ausgeschnitten, werden sie am besten auf den Boden gelegt, damit die komplette Figur erkannt wird. Um sie zusammen zu setzen, benutze ich Musterklammern, mit denen normalerweise Briefsendungen verschlossen werden. Dafür wird neben den Rand des jeweils zu verbindenden Körperteils ein kleines Loch gebohrt, die Musterklammer durch die beiden Löcher der zu verbindenden Pappstücke gedrückt und umgebogen. Dadurch sind die Teile verbunden und lassen sich kreisförmig bewegen.

Wenn alle Teile der Figur in dieser Weise miteinander verbunden sind, fixiere ich an den oberen Kopfteil ein Stück Draht, an dem die Figur befestigt wird. An ein gespanntes Seil kann die Figur gebracht werden, um von allen Seiten betrachtet zu werden.

3. Weitergestalten der Pappfigur

Die einfachste Möglichkeit, die Pappfigur zu gestalten, ist, sie zu bemalen. Wie bereits erwähnt folgen Kinder oft ihrem alltäglichen Erscheinungsbild. Manchmal gehen sie ihren Träumen über eine andere Identität nach und verwandeln sich in etwas Neues. Wenn die Motivation und das Thema zu Bau der Pappfiguren in diese Richtung gelenkt wird, sollte zuvor zu diesen Themen gearbeitet werden. Manchmal entspringt eine fantastische Weitergestaltung der eigenen Figur auch einer zuvor gemachten Erfahrung.

Tim stellt sich vor, dass sein Schatten ein lebendiges Wesen ist und genau das Gegenteil von ihm selbst. Er überlegt, was dieses Wesen ausmacht und beschreibt einige Eigenschaften die er damit verbindet: ängstlich, sprachlos und ohne Ideen. Ich frage ihn, ob er dann mutig, gesprächig und voller Ideen ist. Er denkt nach und bestätigt dies. Und was er sonst noch ist, möchte ich wissen. Er zählt auf: gemütlich, oft hungrig, neugierig und lustig. Und der Schatten? Ungemütlich, satt, interesselos und schlecht gelaunt. Aus diesen Eigenschaften gestaltet Tim zwei Pappfiguren: den Schatten und sich selbst.

Persönlich arbeite ich am liebsten mit einfachen Materialien, weil eine Beschränkung auf weniges die Fantasie anregt. Bei den Pappfiguren benutze ich für die Haare Papier, das bemalt, geschnitten und gekräuselt werden kann. Ringe, Stöcke, Handtaschen, Röcke, Bärte, Kopftücher, usw. können auch aus Papier oder Pappe gefertigt werden. Aber auch Wolle, Stoff, Folie usw. lassen sich zum Weitergestalten der Pappfiguren verwenden. Dabei regt das Schöpfen aus dem Vollen die Fantasie in ähnlicher Weise an – zwei Seiten einer Medaille. Was auch immer gewählt wir, es sollte der Umsetzung der Ideen nicht hinderlich sein.

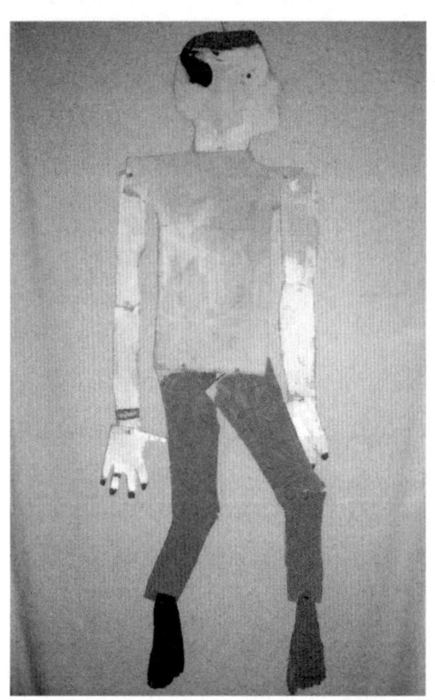
Einfach gestaltete Lebensgroße Pappfigur

4. Präsentation

Sobald die Figuren fertig sind, stellt sich die Frage nach ihrem weiteren Verbleib. Nicht alles sollte ausgestellt werden, erst recht nicht, wenn es die Ergebnisse therapeutischer Prozesse sind. Bei den Pappfiguren ist das genauso, auch wenn sie dazu einladen, sie zu zeigen. Sie sehen in ihrem Format und Wirkung schon beeindruckend aus. Aber gerade dies kann bewirken, dass manches Kind vor einer öffentlichen Präsentation zurückschreckt.

Im Grunde ist es ganz einfach: Die Kinder wissen, was damit geschehen soll. Und das sollte dann auch der Maßstab für eine entsprechende Präsentation sein.

In der Vergangenheit habe ich einige Kunstprojekte mit Pappfiguren gemacht, wovon ich nachstehend einige Beispiele für Präsentation nennen möchte:

In einer polnischen Schule bauen knapp 20 Schüler über vier Tage lang Pappfiguren, fertigen Gipsmasken und fügen diese den Figuren zu, schneidern schließlich Kostüme und kleiden die Figuren sehr menschenähnlich. Für die sich anschließende Präsentation kommen die Schüler auf die Idee, die Figuren mit einigen Requisiten als eingefrorenes Bild im Raum zu dekorieren. Dann entfernen sie die Figuren und verkleiden sich selbst in der Art der Figuren, stellen sich in das Bühnenbild, lassen sich fotografieren und fügen schließlich beide Bilder (Pappfiguren, echte Menschen) zueinander – ein irritierender Effekt. Als die Besucher der Präsentation den Raum betreten, haben sich die Schüler neben ihre Figuren gesellt und scheinen mit ihnen in stumme Dialoge getreten zu sein.

Trotz Brandschutzbestimmungen schmücken gut zwei Dutzend Pappfiguren die Seitenwände eines ansonsten eher sterilen Flures in einer Grundschule. Die beweglichen Figuren präsentieren sich in verschiedenen Positionen, auf dem Kopf stehend, winkend oder die Haare raufend. Mit entsprechender Vorsicht können die einzelnen Körperteile bewegt werden.

Veronika hat aus ihren Papp-Körperteilen ein Skelett gestaltet. Sie trägt eine schwarze Hose und ein schwarzes Kapuzenshirt und hat sich die Figur vor den Körper gebunden. Damit geht sie auf den Pausenhof und präsentiert sich mit würdevollem Schritt den anderen Schülern – allerdings wird sie von einigen Mitschülern eskortiert, damit die tobende Menge ihr Kostüm und sie selbst in Ruhe lässt.

Felix kann seine Eltern überzeugen, dass seine Figur an dem vorderen Rand des Balkon befestig wird. Seitdem freut sich die Familie darüber, dass vorbei gehende Passanten gelegentlich die Pappfigur grüßen und dann irritiert weiter laufen.

Ben hat seine Figur mit vielen Muskeln gestaltet. Am Bauch ist ein beeindruckendes Six-Pack, die Arme hat er extra dicker ausgeschnitten und das Gesicht ist stark kampfbereit. Abgerundet wird die Figur durch eine gefährlich spitze Stachelfrisur. Ben erzählt mir, dass die Figur jetzt vor seiner Zimmertür hängt und ihn nachts beschützt, wenn seine Eltern weg sind.

Material:

- Papier
- Bleistifte
- Pinsel
- Draht
- Pappe
- Farben
- Musterklammern
- Wolle

5

Engelbriefe

Mitteilung an den Schutzengel

(ab 4 Jahre)

Tom malt mit verbundenen Augen ein Kritzelbild (siehe: Zufallsbilder*). Dabei stellt er sich vor, dass ein Engel seine Hand hält und den Stift über das Papier führt. Als er die Übung beendet hat, will er dem Engel das Bild schenken und überlegt, wie er ihm das Bild geben kann. Nach einer Weile hat er die Idee, einen Briefkasten für den Engel zu bauen, in den er das Bild legen kann, weil der Engel nur erscheint, wenn die Augen geschlossen sind oder wenn er an einem Ort ist, der sich den Blicken der Menschen entzieht.*

Tom's Geschichte ist eine, die mir in der Arbeit mit Kindern immer wieder begegnet: Kinder glauben an Engel.

Offensichtlich ist es für sie eine helfende Vorstellung, dass es eine Kraft, eine unsichtbare, aber stets vorhandene Instanz gibt, die über ihrem Leben wacht und sie beschützt. Dabei ist auch immer wieder zu beobachten, dass sich Kinder eine direkte Kommunikation mit den Engeln wünschen. Dass Tom den Engelbriefkasten entdeckte, ist in diesem Zusammenhang eine schöne Idee, die ich gerne übernommen habe und seitdem nutze.

Die Vorstellung von anwesenden Engeln helfen Kindern, die ängstlich sind, denen etwas Unangenehmes bevorsteht, die sich schwer darin tun, den Dingen ihren Lauf zu lassen oder deren Lebensumstände derart bedrückend sind, dass sie keinen Ausweg sehen.

Dass sie ihr Unbehagen zunächst formulieren bzw. ihren Wünschen eine gestaltete Form geben, bringt sie näher an die Belastung und kann deren Größe und Schwere lindern. Manchmal ergibt sich daraus bereits ein helfendes Gespräch.

Doch nicht alles lässt sich so leicht sagen und anderen Menschen mitteilen. Dann kommen die Engel ins Spiel. Wichtig ist dabei allerdings, den Kindern zu sagen, dass nicht jeder Wunsch in Erfüllung geht, dass die Engel aber durchaus in der Lage sind zu helfen, auch wenn wir nicht immer sofort erkennen, wie, wann und wo sie es tun. Es sollen keinesfalls falsche Hoffnungen und neue Enttäuschungen entstehen. Briefe an die Engel können helfen, die Aufmerksamkeit von der Sorge und dem Kummer zu lenken und den Blick nach außen zu schärfen, hin zu Lösungen und Hilfen, die zunächst noch unsichtbar sind.

1. Mitteilungen verfassen

Was immer es ist, das Kinder bedrückt, es wird leichter, wenn es aus dem Bereich des Tabus tritt und formuliert werden darf. An manches haben sich Kinder bereits so gewöhnt, dass ihnen fast nicht mehr einfällt, wie es anders sein könnte. Die Mitteilungen an die Engel sind daher nicht immer klar und einfach. Wenn der Wunsch nach einer Veränderung unformulierbar ist, kann er abstrakt gestaltet werden, z. B. als Bild, als Tonform oder als Foto. Vielleicht ergibt sich daraus ja das entsprechende Wort, die klärende Formulierung oder der erleichternde Satz.

Mitteilungen dürfen selbstverständlich im Geheimen bleiben, auch während ihrer Entstehung. So werden blicksichere Ecken für das Gestalten gesucht, damit niemand sieht, was dem Material anvertraut wird. Wenn das nicht reicht, gibt es den Trick, dass das Geschriebene mit Farbe übermalt wird, denn Engel sind in der Lage, auch unter Farbschichten zu lesen. So lassen sich Dinge formulieren, die auf keinen Fall von jemanden gesehen und gelesen werden dürfen.

Weil für Ben weder Malen noch Schreiben in Frage kommt, nutzt er eine ganz besondere Methode der Mitteilung: Er baut aus Papier ein Kästchen, in das er eine Klappe integriert. In die geöffnete Klappe flüstert Ben sein Anliegen und klebt das Kästchen dann mit einem Tesastreifen zu. Jetzt ist die Mitteilung an den Engel an einem sicheren Ort und kann in den Briefkasten gelegt werden.

2. Briefkästen bauen und aufstellen

Wie so oft in der therapeutischen Arbeit mit Kindern ordnet sich die Wahl des Materials der dahinter stehenden Idee unter und sollte diese nicht durch komplizierte Handhabung beeinflussen. Wenn es eine materiale Grundanforderung gibt, dann die, möglichst einfach gestaltbar zu sein. Ein Engelbriefkasten legt vom Begriff her nahe, dass er ein Kasten ist. Aber er kann auch aus anderen Materialien hergestellt werden wie z. B. Blättern, Ästen, alten Schuhen, Brotbeuteln, Stoffbahnen, Gläser usw.. Die nachstehenden Beispiele verdeutlichen den Charakter des offenen Gestaltens und den Sinn, nicht sofort auf die erste Idee anzuspringen.

Otman hat ein Geflecht aus Zweigen, Schnüren und Blättern gebaut. Darin steckt er einen mehrfach gefalteten Zettel, den er sicherheitshalber mit Kleber befestigt. Den Schaukelbriefkasten *(so nennt er seine Gestaltung) möchte er an die Dachantenne der Schule hängen, doch der Hausmeister spielt nicht mit. Wir finden einen Kompromiss, indem eine Dachlatte an den Dachrand geschraubt und der* Schaukelbriefkasten *dort befestigt wird.*

Jennifer versteckt ihr Bild an den Engel in einem Trinkglas, das sie schwarz bemalt und mit einer dicken Folie verschließt. Sie steckt das Glas in ihren Tornister und verrät uns nicht, was damit geschieht.

Maike klebt ihren Engelbrief auf ein entsprechend großes Stück Pappe. Dann beginnt ein halbstündiger Prozess des Schneidens und Klebens, während dem sie den Brief mit vielen Stücken Pappen oben, unten und seitlich ummantelt, bis ein dicker, kistengroßer Pappblock entstanden ist, den sie bis zum nächsten Tag auf die Fensterbank legt.

Markus legt seinen Brief in einen Schuhkarton. In der Pause füllt er den Karton mit Sand und streut obenauf Gras und Blätter. In die Mitte legt er einen roten Ball, den der Engel aus der Luft sofort erkennen wird.

Madita umwickelt einen Stein mit ihrem Brief an den Engel. Dann umkleistert sie das Papier und malt den getrockneten Briefstein mit vielen bunten Punkten an. Den Briefstein nimmt sie mit nach Hause.

Thomas hat aus Ton eine Schale gebaut. In die legt er ein Stück Pappe, das die Form eines Fisches hat. Der Fisch zeigt ein grimmiges Gesicht und hält ein Stück Papier im Maul, festgeklemmt mit scharfen Zähnen. Das Innere der Schale ist blau gestrichen. Dann legt er einige Steine hinein, bis ein kleiner Hügel über den Schalenrand zu sehen ist und der Fisch darunter verschwindet.

Das Platzieren der Engelbriefkästen ist eine Sache, die beinahe rituell ist. Erst durch eine geeignete Ortswahl findet der Prozess einen abrundenden Schluss und bleibt als etwas Besonderes in der Erinnerung. Da die erdachten Aufstellungsorte den Lebensumfeldern der Kinder entspringen, ist deren Umsetzung in der Regel leicht zu bewältigen. Der Wunsch nach der Dachantenne als Befestigungspunkt ist da eher die Ausnahme. Allerdings sollte man schon bereit sein, das Gebäude zu verlassen und sich im näheren Umfeld nach einem geeigneten Ort umzusehen. Dort können die Engelbriefkästen dann bleiben, bis die Nachricht vermutlich angekommen ist.

Material:

- Stifte
- Kleber
- Pinsel
- Pappe und Papier
- Farbe
- Schere
- verschiedenste Gestaltungsmaterialien

6

Altäre

Was mir heilig ist

(ab 6 Jahre)

Auf dem Boden breitet sich eine bunte Kollektion aus Fußballbildern, kleinen Stofftieren, Familienfotos, Schmuck und anderen Dingen aus. Die Kinder hatten den Auftrag, etwas mitzubringen, das ihnen wichtig ist und das symbolisch oder konkret für einen besonderen Wert in ihrem Leben steht. Ihre Aufgabe liegt jetzt darin, Altäre zu bauen, also besonders wertvolle Ausstellungsorte für das, was ihnen heilig ist.

Özlem klebt vier längliche Pappstücke zu einer Art Stele zusammen und bemalt sie rosarot. Dann beklebt sie die längliche Konstruktion mit schillernden Pailletten und stellt sie auf ein goldenes Stoffstück. Zur Krönung legt sie einen Schnuller darauf. Sie sagt, dass dies der alte Schnuller ihrer Schwester sei.

Shawn hat einen Angelhacken mitgebracht. Er befestigt ihn an einen großen Pappfisch, den er widerum in einen golden bemalten Bilderrahmen hängt. Shawn erzählt mir, dass er den Sommer mit seinem Vater in Irland verbracht hat, wo sie jeden Tag mit einem Boot auf den See gerudert sind und angelten.

Ulli's Altar ist eine raffinierte Konstruktion aus mehreren Kartons, die miteinander befestigt sind und jeweils kleine Seitenfenster besitzen. Mit etwas Geschick und einer Taschenlampe kann man im Inneren der Kartons verschiedene Dinge entdecken: Ein kleiner Stoffhase (auf der Kirmes von seinem älteren Bruder geschossen), eine Diskokugel (ein Mitbringsel seiner Mutter), eine Star-Wars-Figur, ein kleiner Zylinder und zwei schillernde Steine (von seinem Opa).

Im Herbst 2002 besuchte ich die Ausstellung „Altäre – Kunst zum Niederknien“ im Museum Kunst Palast in Düsseldorf. Zu sehen waren knapp 70 Altäre aus aller Welt. Dabei beeindruckten mich besonders der farbenprächtige Altar aus Mexiko, in dem eine Vielzahl bunter Plastik- und Zuckerfiguren enthalten waren, vornehmlich Skelette, und der BAP-Altar, in dem ein buntes Sammelsurium aus Kleinodien zu finden war, der die Dinge zeigte, die mit der Band-Geschichte zu tun hatten. Mir wurde schnell klar, dass der Bau derartiger Altäre geeignet ist, Kinder mit dem Thema des „Heiligen“ und der bewussten Beschäftigung damit in Berührung zu bringen.

Kinder sind Meister im Sammeln. Dabei können sie für kurze Zeit alltägliche Gegenstände mit großem Wert belegen. Ein Stein wird aus irgendeinem Grund zum Schatz, eine Puppe, eine Figur, Spielkarten, ein Stück Kordel, etc.. Und so schnell der Wert steigt, so schnell vergeht er auch wieder. Diese aktuellen Symbole zu verstärken und bewusst zu machen, ist dann das Ziel der Altäre.

Dabei soll versucht werden, die Bedeutungen hinter den heiligen Gegenständen in den bewussten Vordergrund zu holen, um Verhalten oder Strategien zu entwickeln, die vielleicht fehlen und die in den Symbolen als Traum oder Vision verborgen sind.

Im Zentrum von Bastians Altar steht ein Osterhase, den er mit goldener Farbe bemalt hat. Die Idee hat er aus dem Religionsunterricht, wo von dem Tanz um das goldene Kalb die Rede war. Bastian sagt, dass die Geschichte sehr spannend gewesen sei, vor allem, als Moses kam und die Menschen ausgeschimpft habe. Er berichtet, dass es ihm gefalle, wenn gefeiert würde. Beim Erzählen ist er ziemlich aufgeregt und voller Energie. Im Laufe des Gesprächs erfahre ich, dass es am Wochenende, während sie im Garten feierten, zu einer Schlägerei zwischen den Nachbarn und seiner Familie gekommen sei, bei der seine Onkel und sein Vater „gewonnen“ hätten. Seitdem besitzt er ein Messer, weil er jetzt – nach Meinung seines Vaters – dafür alt genug sei.

1. Was ist dir heilig?

Zunächst frage ich die Kinder, was der allergrößte Schatz, die wertvollste Sache ist, die sie kennen. Es werden Dinge genannt wie Autos, Fahrräder, Playstadions oder Schmuck und Uhren. Dann frage ich nach alltäglichen Sachen, die aber dennoch einen ganz besonderen Wert haben. Vielleicht etwas gefundenes oder in jüngster Vergangenheit gekauftes. Auch kann es eine Bedeutung haben, ohne viel Geld gekostet zu haben. Schließlich bitte ich die Kinder zu überlegen, was daran so wertvoll ist und wie sie es in einen Altar einbauen könnten, und zwar so, dass auch für andere der große Wert erkennbar wird.

2. Was ist ein Altar?

Danach beschäftigen sich die Kinder mit dem Sinn und Hintergrund von Altären:

- Was für Altäre kennt ihr?
- Welche Orte gibt es, wo wertvolle Dinge gezeigt werden?
- Was ist ein heiliger Ort?
- Wozu dient ein heiliger Ort?

Bei diesen Fragen sind die Antworten sehr aufschlussreich und es ist erstaunlich, welche Orte die Kinder entdecken und kennen, die durchaus Altäre sind, auch wenn sie als solche nicht ausdrücklich dienen. Hier einige Beispiele:

- die Schulvitrine mit den Sportpokalen
- Omas Nachttisch
- Autoablage
- Schaufenster eines Juweliers
- Lehrerpult
- Fernseher mit den darauf stehenden Dingen

3. Den Altar bauen und platzieren

Der Bau eines Altars ist bereits eine heilige Sache. Dazu sollten die Kinder ermutigt werden, so verschwenderisch wie nötig und so sorgfältig wie möglich zu arbeiten. Ich weise sie darauf hin, dass es dabei um etwas sehr wertvolles geht, nämlich darum, was ihnen heilig ist, was ihnen viel bedeutet und einen großen Wert besitzt.

Dazu gehört es auch, die Altäre vor den Einflüssen der anderen zu bewahren und zu schützen. Negative Kritik ist ohnehin unerwünscht, aber auch Deutungen und Beschreibungen sind mit Zurückhaltung zu äußern, da es sich bei diesen Gestaltungen um ganz persönliche Dinge handelt.

Grundsätzlich können die Kinder gestalten, was und wie sie es wollen. Es gibt keine Regel, wie ein Altar aussehen soll. Zur Klärung der Form sollten sich die Kinder fragen, ob sie den Altar öffentlich präsentieren wollen oder ob es eine intime Angelegenheit ist, ob sie ihn immer dabei haben wollen oder fest an einem Ort. Auch ist wichtig zu wissen, wie groß oder wie klein er werden soll.

Anhand einer ersten Idee kann dann auf das benötigte Material geschlossen werden. In der Regel arbeite ich mit fester Pappe und Papier. Doch ist es möglich, dass gewisse Konstruktionen Holz brauchen. In jedem Fall sollte eine Klebepistole vorhanden sein. Damit lassen sich Verbindungen zwischen Holz, Stoff und Pappe ohne weiteres schaffen.

Bei den Altären sind die Ideen der Kinder maßgeblich für den Verlauf der Gestaltung. Am leichtesten fällt mir diese Arbeit, indem ich den Kindern in ihren Ideen folge. Da, wo ich kompliziert denke und aufwendige Lösungen überlege, bestechen Kinder durch ihre einfachen (und meist sehr effektiven) Konstruktionsideen. Das führt dazu, dass ich mich auf die Bedienung von gefährlichen Werkzeugen beschränke und nur in Ausnahmefällen Vorschläge mache.

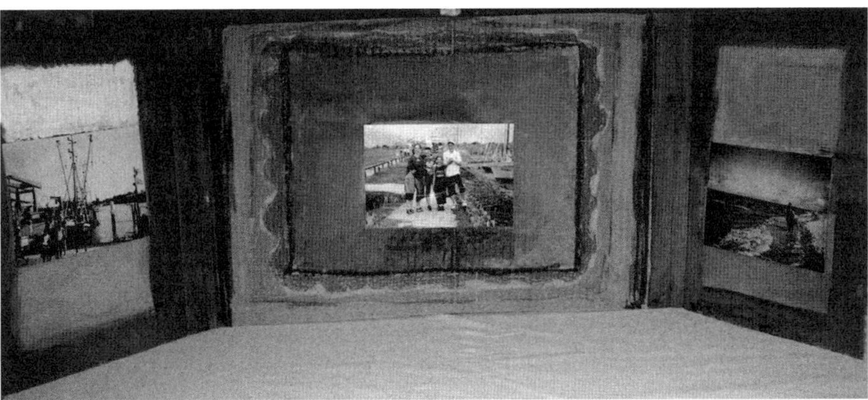

Klapp-Altar

Wenn der Altar dann fertig ist, folgt als nächstes die Frage, wo er dauerhaft stehen soll. Hier ist es wichtig zu klären, ob der Altar im heimischen Kinderzimmer sicher ist, ob die Eltern verstehen, dass es sich dabei um etwas Wertvolles handelt oder ob er nicht besser für eine Weile im Therapie-, Klassen- oder Kunstraum verbleiben soll.

Arthurs Altar stellt einen goldenen Sessel dar, den er aus Pappe gebaut hat und der für ihn ein Ort zum Träumen ist. Die Sitzfläche hat er mit rotem Pannesamt beklebt und auf der oberen Lehne hängt ein Band mit glitzernden Sternen. Zu Hause teilt er sich ein Zimmer mit seinem Zwillingsbruder. Arthur wünscht sich ein eigenes Zimmer, weil es zu Hause so eng ist. Die Wohnung der Eltern ist in einem Hochhaus und bietet auch sonst nur wenig Platz. Als ich Arthur frage, wo er sich hinwünschen würde, sagt er, dass er auf einem Bauernhof leben will – den kennt er von der letzten Klassenfahrt zum Ponyhof. Für den Altar findet er einen Ort in der Astgabel eines Baums im Garten des Hausmeisters.

Wenn es darum geht, die Kunstwerke der Kinder zu platzieren, wird man unweigerlich mit deren häuslicher Situation konfrontiert. Oft haben die Eltern kein Verständnis für die Arbeiten ihrer Kinder, zum Teil werden diese einfach in den Müll geworfen oder durch Geschwister zerstört. Die Schulklassen sind meist sehr voll und in den Kunsträumen ist die Aufbewahrung der Gestaltungen auch nur selten möglich. Vor allem wenn es sich um persönliche Dinge mit einem gewissen Wert handelt, sollte die Entscheidung, wohin die Sachen letztlich kommen, sehr sorgfältig getroffen werden. Meist fragen mich die Kinder, ob sie die Sachen mit nach Hause nehmen dürfen, was sie natürlich grundsätzlich können. Aber ich versuche zu klären, dass es dann nicht zu unschönen Überraschungen kommt. Wenn dies nicht ausgeschlossen werden kann, suche ich mit ihnen alternative Aufbewahrungsmöglichkeiten, wozu auch eine Präsentation im Dunstkreis der Schule nicht ausgeschlossen wird. Selten sind die Werke der Kinder gegen die Witterung beständig, aber meist stört das die Kinder nicht und sie beobachten den Verfall ihrer Gestaltungen mit Interesse – vorausgesetzt, sie wurden darüber informiert. Die verbleibenden Dinge sind dann irgendwie doch noch unterzubringen. In jedem Fall sollten diese Fragen nicht von mutigen und großen Gestaltungen abhalten, besonders dann, wenn es sich um persönliche Altäre handelt.

Material:
- Glimmer, Glitter, Lametta, Gold- und Silberfarbe u.ä.
- Pappe, Papier
- Holz
- Stoffe
- Pinsel
- Farbe
- Bunt- und Filzstifte
- Klebestifte
- Heißkleber

7

Mobile

Die Welt im Gleichgewicht

(ab 10 Jahre)

Während einer Projektwoche erleben die Kinder der 3. und 4. Jahrgangsstufe die Arbeit einer Zirkusakrobatin. Dabei geht es in verschiedenen Disziplinen (Einradfahren, Bälle-laufen, Drahtseil) um das Thema „Gleichgewicht". Mein Beitrag dazu ist das Erstellen eines Mobiles, also einer Konstruktion aus hängenden Gegenständen, die so zueinander gebracht werden, dass sie im Gleichgewicht sind. Dazu gestalten die Kinder sich selbst als Pappfigur, die sie an Fäden befestigen und in die Mobile-Konstruktion bringen. Als das Mobile nach einigen Versuchen im Gleichgewicht hängt, sagt Tim wie beiläufig: „Da könnte ich aber auch meine Familie für nehmen."

Genau!

Bei einem Mobile steht alles miteinander in Bezug. Ein Gleichgewicht besteht erst, wenn die einzelnen Teile ausgewogen zueinander und miteinander gebracht sind. Was groß und besonders schwer ist, muss entweder durch viele andere, kleinere Dinge ausgeglichen oder aber an einer zentralen, mittigen Stelle der Mobile-Konstruktion eingehängt werden. Und wenn etwas entfernt oder hinzugefügt wird, verändert sich sofort das Gleichgewicht und muss wieder neu hergestellt werden.

Anhand der nach Gleichgewicht strebenden Konstruktion kann auf andere Ordnungen geschlossen werden. Ein Mobile inspiriert zum Übertragen auf das Leben im Allgemeinen. Es steht als sichtbares Symbol für systemisches Denken. Daher eignet es sich besonders als sichtbares Symbol für systemische Beziehungen, wie z. B. Familien, Schulklassen, Teams, etc..

Dabei sollte man von Kindern nicht erwarten, dass sie den Transfer vom Phänomen zur eigenen Lebenswelt erkennen und formulieren können. Was sie aber begreifen, ist der Zusammenhang eines sich im Gleichgewicht befindlichen Systems und wie es aussieht, wenn dieses durcheinander gerät.

Felix hat ein Mobile bestehend aus seiner jüngeren Schwester, den Eltern und sich selbst gebaut. Seine Schwester raubt ihm den letzten Nerv, verfolgt ihn, wenn er am Nachmittag zu Hause ist und durchwühlt sein Spielzeug, wenn er am Vormittag zur Schule geht. Am liebsten wäre es ihm, wenn sie verschwände. Ich fordere ihn auf, den Faden über der Figur seiner Schwester abzuschneiden. Sofort gerät das Mobile aus dem Gleichgewicht und seine Figur verheddert sich mit den Eltern-Figuren. Er weiß zwar nicht, was das bedeutet, aber er weiß, dass der erfüllte Wunsch in jedem Fall eine Wirkung auf sein Leben hätte. Wir beginnen ein Gespräch darüber.

1. Gestalte die Personen und Dinge deines Lebens

Die zentrale Frage lautet: Wer und was umgibt dich in deinem Leben?

Eltern, Geschwister, Großeltern, Tanten und Onkel, Freunde, Lehrer, Erzieher und Sporttrainer, Haustiere usw..

Diese werden dann als Figur aus einem Stück Pappe gestaltet. Dabei entscheiden die Kinder intuitiv, welche Größe diese haben sollen. Sie zeichnen den Umriss der Figur auf Pappe, schneiden diese aus, bemalen sie und befestigen einen Faden, an dem sie die Figur später aufhängen können. Alternativ können auch Figuren oder Köpfe aus Pappmaché erstellt werden. Dazu wird

Zeitungspapier in die entsprechende Form geknautscht, mit Kreppband umwickelt und mit Zeitungspapierschnipseln und Kleister beklebt. Diese Figuren brauchen allerdings einige Stunden Trockenzeit.

Auch kann mit Ton, Knetmasse, Plastilin oder ähnlichen Gestaltungsmassen gearbeitet werden. Wichtig ist, dass diese eine Möglichkeit zum Befestigen erhalten.

2. Mobilekonstruktion

Wenn ich Mobilekonstruktionen mit Kindern bauen, benutze ich am liebsten festen Draht. Dieser lässt sich leicht abknipsen und kann an den Enden umgebogen werden, um die Figuren leicht einhängen zu können. Wenn ich Holzstäbe für die Mobilekonstruktion verwende, sollten die eingehängten Sachen mit Uhu befestigt werden, damit sie nicht verrutschen. Das ist besonders wichtig, wenn es später darum geht das Gleichgewicht zu finden.

Ein einfaches Mobile hat einen oberen Haltebügel. Dafür kann Draht, ein Holzstab oder ein Kleiderbügel genommen werden. An den beiden Enden befestige ich eine Schnur, an die entweder Figuren oder weitere Querstäbe befestigt werden.

Wenn dann die seitlichen Dinge eingehängt werden, beginnt die Beschäftigung mit dem Gleichgewicht. Dafür braucht es schon eine gute Portion Geduld, da die Figuren meist nicht gleichviel wiegen und auch nicht gleichzeitig eingehängt werden. Gleichgewicht entsteht entweder durch das Verschieben der mittigen Schnüre oder aber durch zusätzliche Gewichte an den eingehängten Figuren.

Diese Arbeit enthält allerdings interessante Möglichkeiten zum Gespräch über die einzuhängenden Figuren, wobei der Zufall die Führung übernimmt.

Leons Mobile soll seine Eltern, die zwei Schwestern, ihn selbst und den Hund enthalten. Er hat die Figuren aus Pappe ausgeschnitten und in gleicher Größe gestaltet. Auch die Fäden sind in gleicher Länge. Als Leon die Eltern und die beiden älteren Schwestern an ein Drahtstück an die linke Seite des Haltebügels hängt und sich und den Hund an die andere Seite, befindet sich das Mobile im Ungleichgewicht. Ich frage ihn, was er tun könne, damit ein Gleichgewicht entsteht. Leon begreift, dass er die Figuren näher zueinander bringen muss. Aber er will es nicht, weil er seine pubertierenden Schwestern im Moment nur wenig mag. Er kann sich dazu durchringen, die Eltern dazwischen zu schieben. Als sich noch immer kein Gleichgewicht einstellen will, kommt er auf die Idee, einen Fußball an seine Beine zu hängen. Beim Gestalten des Fußballs meint er, dass er viel zu selten spielen darf. Als der Ball hängt, das Mobile aber noch immer ein zu starkes Gewicht in Richtung der Schwestern hat, zieht er den Vater näher heran, denn mit ihm würde er gerne spielen. Jetzt ist das Mobile allerdings auf seiner Seite zu schwer. Leon gelingt das Gleichgewicht schließlich, indem er die Mutter näher an die Schwestern bringt. Wir beginnen ein Gespräch über die Möglichkeiten, wer in seiner Familie wie leben kann und will.

Material:
- Zeitungspapier
- Kreppband
- Kleister
- Wasserfarben
- Pinsel
- Becher
- dünne Schnur oder Nähgarn
- Holzstäbe
- Kleiderbügel

8

Stärkekarten

Superhelden und Co.

(ab 10 Jahre)

Mehrere Kinder (meist Jungen) stehen im Kreis und lassen rechteckige Pappkarten auf den Boden fallen. Dazu rufen sie etwas, Zahlen, Begriffe und knappe Erklärungen, was dazu führt, dass die Karten ihre Besitzer wechseln. Es sind Yo-Gi-Oh Karten, die die Akteure der gleichnamigen japanischen Mangaserie darstellen. Ähnlich einem Autoquartett zeigen die Karten die besonderen Fähigkeiten und Stärken der einzelnen Figuren in verschiedenen Bereichen, z. B. Kampf, Verteidigung, Macht, Zauberei etc.. Die Kinder kennen sich bestens in der fantastischen Welt des Yo-Gi-Oh aus und wissen genau, wer was besonders gut kann. Später, in der Klasse, dürfen die Karten nicht mehr sichtbar sein. Unter den Tischen wandern sie von Hand zu Hand. Wer dabei erwischt wird, dessen Karten landen im Pult der Lehrerin. Ich bitte die Kinder, mir zu erklären, was es damit auf sich hat, und begreife, dass es der Mythos der Stärke ist, was die Kinder so begeistert.

Meist sind es Jungs, die in meinen Workshops und Kursen Bilder von Kampf und Stärke zeichnen. Aus Pappresten bauen sie Pistolen oder Gewehre. Stäbe werden zu Degen oder Schwertern umfunktioniert. Und sobald etwas mit einem Cutter geschnitten oder mit einer Heißklebepistole geklebt werden muss, stehen sie als erstes neben mir und wollen die gefährlichen Geräte bedienen.

Mädchen haben sich den Bereich der Prinzessinnen, Superstars und der heilen Pferdewelt erobert. Sie können sich für Glimmer und Hochpigmentierte, grelle Farben begeistern. Ihre Gestaltungen sind oft geschönt, ordentlich und sorgsam. Viele Übungen aus dem Kunstunterricht sind besonders von Mädchen zu bewältigen, während Jungs erst später im Werkunterricht auf ihre Kosten kommen.

Das klingt nach Rollenklischees und stereotypen Bildern, ist aber eine Tatsache, die ich in gemischten Gruppen vorfinde – Ausnahmen bestätigen die Regel.

In meiner Arbeit ist es mir wichtig, dass die Kinder nicht zu früh auf ihre Rollen festgelegt werden und offen bleiben für die Interessen des anderen Geschlechts, ohne sich dabei zu verleugnen. Jede Seite hat ihre Stärken, die die jeweils andere Seite kennen sollte, damit sie die gemeinsam nutzen können.

Aus diesen Gedanken entstand die Idee der *Superhelden*, einer Art Quartett, bei dem sich die verschiedenen Interessen und Fähigkeiten jedes einzelnen Kindes verbinden können, dargestellt in Kategorien wie z. B. Freunde oder Hobbys. Diese Kategorien werden wieder in Unterkategorien unterteilt, z. B. Stärke, Schönheit, Geschwindigkeit oder Ideenreichtum. Alle Kategorien entspringen den Lebenswirklichkeiten der Kinder und werden mit ihnen gemeinsam gesammelt und sortiert.

Im Gegensatz zum Quartett geht es bei diesem Spiel aber nicht darum, die meisten Karten egoistisch zu bekommen und zu behalten, sondern mit seiner Karte in Kontakt zu anderen Kindern zu treten. Das heißt, aus den vorhandenen Karten werden neue Kombinationen abgeleitet und miteinander verbunden.

Ziel des Spieles ist ein umfangreich erstelltes Kartensortiment dessen, was den Reichtum der einzelnen Fähigkeiten innerhalb einer Gruppe darstellt – sichtbar für alle.

1. Kategorien finden

Zunächst wird über die verschiedenen Lebensbereiche gesprochen und diese schriftlich gesammelt. Leitende Fragen können dabei sein:

- Wer ist dir wichtig?
- Was machst du gerne?
- Wie lebst du?
- Wen kennst du?
- Wer steht dir nahe?
- Wen magst du besonders?
- Was kannst du gut?
- Was ist typisch für dich?
- usw.

Nach diesem ersten Brainstorming beschreibt sich jeder in Form eines kurzen Steckbriefes. Viele Kinder kennen Freundschaftsbücher und sind bereits geübt im Ausfüllen ähnlicher Selbstbeschreibungen. Wenn die einzelnen Steckbriefe später vorgetragen werden, regen die einzelnen Antworten meist neue Antworten an, was den Kindern hilft, denen diese Aufgabe nicht so leicht fällt.

Im dritten Schritt werden die bislang ungeordneten Begriffe kategorisiert. Folgende Überschriften sind meist vorhanden, Erweiterungen und differenziertere Unterteilungen selbstverständlich immer möglich.

- Familie
- Freunde
- Haustiere
- Interessen/Hobbys
- besondere Fähigkeiten

Diese Oberkategorien werden dann noch in Unterkategorien unterteilt:

Familie:

- Eltern
- Geschwister
- andere Verwandte
- Beruf der Eltern

- Schulform der Geschwister
- besondere Eigenschaften der einzelnen
- usw.

2. Karten gestalten

Anhand der eigenen Selbstbeschreibung werden die Spielkarten gestaltet. Einzige Regel dabei: Auf der Karte sollen die einzelnen Punkte zu lesen sein und ein entsprechendes Selbstportrait gezeichnet werden, das die wichtigsten Fähigkeiten bildnerisch vereint. Dafür bietet sich das Format einer Postkarte (A6) oder etwas größer (A5) an. Da die einzelnen Fähigkeiten und Stärken veränderbar sind, sollten diese mit Bleistift geschrieben werden.

Für die Gestaltung der Karten sollte genügend Zeit eingeplant werden. Eine möglichst imposante und/oder ästhetische Karte ist eine Art Aushängeschild, auf dessen Ausgestaltung die Kinder gerne sehr viel Zeit verwenden. Bestenfalls malen sie ihre Zeichnungen im Anschluss mit Bunt- oder Filzstiften aus. Ganz besonders beliebt sind dabei Neonfarben, die gewissen Aspekte noch hervorheben. Auch ist der Einsatz von buntem Glimmer sehr gefragt. Entweder werden die jeweiligen Stellen mit Kleber bestrichen und der Glimmer darüber gestreut oder aber es wird direkt ein Glimmerstift verwendet, mit dem die Stellen bemalt werden können.

Wenn der Prozess des Findens und Formulierens der eigenen Stärken und Eigenschaften abgeschlossen ist und die Karte keine weiteren Ergänzungen mehr erhält, können sie mit einem Laminiergerät eingeschweißt werden. Dadurch erhalten sie eine Aufwertung und erfahren im sich anschließenden Spiel auch keine Abnutzung.

3. Spielen + Präsentieren

Mit dem *Superhelden*-Spiel lässt sich nicht im herkömmlichen Sinn spielen, denn dort könnte man seine Karte verlieren. Hier geht es darum, durch die eigene Karte in Koalition mit anderen Karten, also Spielern zu kommen. Kurz gefasst lässt sich der Sinn des Spiels mit dem Satz „Gemeinsam sind wir stark“ beschreiben.

Zunächst werden die Karten für alle sichtbar ausgelegt. Auf diesem Weg machen sich die Kinder mit den *Stärkekarten* der anderen Kinder vertraut.

Als die Stärkekarten auf mehreren Tischen ausgelegt sind und die Kinder umher gehen, herrscht im Klassenraum eine ganz besondere Stimmung. Sie sprechen miteinander, sind aber hochkonzentriert, lachen gelegentlich oder weisen sich gegenseitig auf die einzelnen Aspekte verschiedener Karten hin. Sie interessieren sich füreinander und zeigen sich mitunter erstaunt über den ein oder anderen Mitschüler und dessen Selbstbeschreibungen. Auch entfachen die Bilder der Karten großes Aufsehen. Ich fühle mich wie in einer Ausstellung, umfangen von einer Atmosphäre aus Bewunderung, Respekt und Interesse.

Jetzt werden die einzelnen Spielkoalitionen gebildet. Dazu fordere ich die Kinder auf, entweder zu zweit oder zu dritt ins Gespräch zu kommen und die Karten einander vorzustellen. Dazu erhält jeder Kartenbesitzer ein bis zwei Minuten Zeit, bis der nächste dran ist. Wichtig ist, dass sich die Kinder nicht gegenseitig kritisieren oder bewerten. Das muss geübt werden!

Sobald sie über die Stärken und Fähigkeiten ihrer Kleingruppenpartner informiert sind, sollen sie die einzelnen Aspekte der Karten so in Verbindung bringen, dass sie eine Situation oder Aufgabe entwickeln, für die diese gut einsetzbar sind. Dabei sind nachstehende Fragen als Leitfaden recht sinnvoll:

- Wozu eignen sich die einzelnen Stärken und Fähigkeiten?
- Was kann man damit anfangen?
- Wie können diese miteinander verbunden werden?
- Was braucht ihr noch?
- Wie könnt ihr das Fehlende ergänzen?

Es ist erstaunlich, welche fantastischen und auch alltäglichen Situationen die Kinder anhand ihrer Karten entwickeln. Nachstehende Beispiele sind ein kleines Kaleidoskop der kindlichen Ideen und Lebenswelten, die z. T. Hinweise auf therapeutisch unterstützende Weiterarbeit geben.

Phillip und Jan stellen fest, dass sich ihre Karten für ein gemeinsames Abenteuer unter Wasser eignen. Beide schwimmen gern und besitzen ein Aquarium. Sie planen den Bau einer Unterwasserstadt, wobei ihnen Jans Vater helfen kann – er ist Architekt. Da sie beide Einzelkinder sind, die Nachmittage oft alleine verbringen und sich dann langweilen, haben sie eine Kinderschleuse erfunden, durch die ihre Freunde jederzeit zu ihnen ins Unterwasserreich kommen können.

Gabi und Aysha gründen eine Pension für junge Hunde. Aysha lebt in einer großen Familie, in der es immer jemanden gibt, der sich um die Tiere kümmern kann, während im Haus von Gabi genügend Platz ist und die Hunde dort untergebracht werden können. Gabis Eltern haben genügend Geld für Essen und Ayshas Mutter kann es kochen. Dafür wird Gabis Mutter den Kindern abends aus Büchern vorlesen, was sich Aysha besonders wünscht, weil sie es nicht kennt.

Marcel, Christoph und Christina haben anhand ihrer Karten festgestellt, dass sie ein Detektivbüro errichten können. Marcel besitzt einen Experimentierkasten, mit dem er Untersuchungen durchführen kann. Christoph könnte sich mit seinem neuen Fahrrad um die Verfolgung der Täter kümmern. Und Christinas Onkel besitzt den Kiosk an der Schule, von wo aus sie einen guten Überblick auf das Stadtviertel haben. Marcel kann schnell laufen und Christina gut klettern. Alle drei haben die Bücher der „Drei Fragezeichen" gelesen und kennen sich in dem Geschäft gut aus.

Ben und Mohamed wollen durch ihre sportlichen Leistungen anderen (und sich selbst) helfen. Beim letztjährigen Charity-Lauf ihrer Schule wurde viel Geld eingenommen, was ihnen als Vorbild für ihre Idee gilt. Ben ist ein guter Fußballer, er könnte Kunststücke mit dem Ball machen. Mohamed läuft sehr schnell, wodurch er sich als Wettläufer eignen würde. Wem ihre Leistungen gefallen, der kann ihnen Geld spenden, dass sie für sich und ihre Familien verwenden würden. Auch anderen käme das Geld zu gute. Sie wollen überhaupt sehr reich werden, um arme Menschen zu unterstützen.

Sobald die Logik des Spiels klar geworden ist, können immer neue Koalitionen gebildet werden. Je nach anleitendem Interesse können spezielle Paare gebildet werden:

- Jungen und Mädchen
- sich einander fremde Kinder
- Kinder und ihre Eltern
- Kinder und ihre Lehrer
- usw.

Material:

- Fotokarton
- verschiedene Farbstifte
- Schere
- ggf. Laminiergerät

9

Fotoverwandlungen

So möchte ich sein

(ab 6 Jahre)

Deniz möchte, dass ich ihn zeichne. Künstler können so was. Ich sage ihm, dass ich das aber nicht kann. Er glaubt es nur widerwillig und ich frage ihn, wofür er eine Zeichnung von sich brauche. Er läuft zu seinem Platz und holt das Bild eines Fußballers, der gerade zum Schuss ansetzt. Deniz möchte sein Gesicht anstelle des Fußballers einsetzen.

Einmal sein, wer man möchte!

Sich in eine andere Existenz verwandeln!

Das ist die Idee der *Fotoverwandlungen*, auf die mich Deniz brachte.

Dazu braucht es nicht viel, ein Foto, etwas Papier, eine Schere, Kleber und Zeichen- und Malutensilien, um das Bild in die gewünschte Richtung zu verwandeln.

Andy Warhol hat als Künstler die Fotos von Menschen bearbeitet. Er hat seine Ideen eingesetzt und die fotografischen Portraits seiner Modelle in etwas Neues verändert. Entstanden ist eine Vielzahl an Interpretationen Warhols.

Ähnliches geschieht mit Kindern. Sie werden interpretiert, bewertet und verändert. Dabei presst man sie in vergleichende Raster, die ihnen nicht passen, die ihnen zu eng sind, worin sie nicht aufblühen können und die sie in eine Richtung lenken, die nicht unbedingt die des jeweiligen Kindes ist. Das Besondere bleibt auf der Strecke. Die Vergleiche mit anderen Kindern, mit der Norm oder dem, was von „höherer Stelle" als wünschenswert gesehen wird, gelingt zwar oft, ist aber nicht immer kindgerecht.

Daneben sind Kinder anfällig für einfache Bilder dessen, was ein Mensch sein kann: Fußballer, Prinzessin, Gangster-Rapper oder Fotomodell. Das macht es so leicht, Kinder zu manipulieren, ihnen fremde Bilder in den Kopf zu setzen. Die Übernahme von Fremdvisionen (z. B. durch Fernsehen) ist passiv und schablonenhaft und erschwert es, die Kinder mit ihren eigenen Ideen in Verbindung zu bringen. Dafür braucht es eine aktive Haltung.

Bei den *Fotoverwandlungen* erhalten Kinder die Möglichkeit, aus dem Kreislauf aus Erwartungen und normierten Vorstellungen von dem, was sie als Kind sein sollen, auszubrechen. Hier können sie ihrer Vision von sich ein konkretes Bild geben, ein äußerliches zwar, aber eines, das zeigt, wie es aussähe, wenn ... Es ist eine Fährte, hin zu dem, was sein könnte. Eine Vorstufe von Identität, ein Kratzen an die Grenze zur Veränderung. Es ist ein Spiel wie zu Karneval – jedoch mit der Möglichkeit, auch ernst und still zu sein. Eine *Fotoverwandlung* schafft ein Bild davon, wie ich sein könnte, es ist ein visuelles Als-Ob-Spiel, ein Blick in eine visionierte Zukunft.

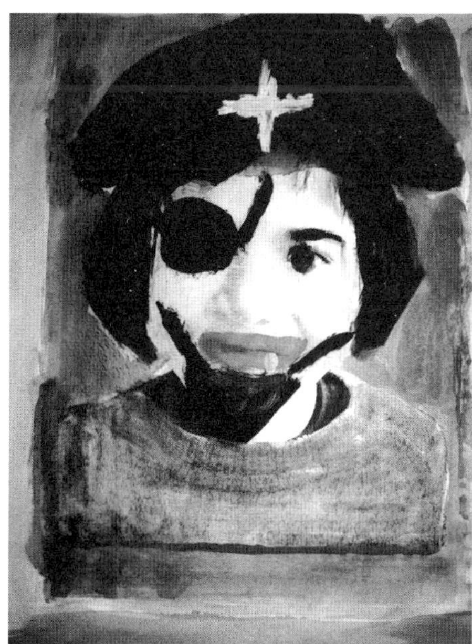

Der gestaltete Wunsch: Einmal ein Pirat sein!

1. Fotos machen und kopieren

Zunächst werden Portraits in verschiedenen Größen, mit verschiedenen Ausschnitten gemacht: der Kopf, ein Halbportrait und/oder der ganze Mensch. Viele Kinder haben bereits ein typisches „Fotogesicht“. Damit kann man anfangen, auch wenn es etwas künstlich und geschönt scheint. Dann ist es erheiternd, wenn Grimassen gezogen werden. Das lockert das Gesicht und dient als Vorübung, um ein neutrales, entspanntes Gesicht zu fotografieren. Ähnlich ist es mit dem Körper: Wer sich erst einmal in verschiedenen Posen geübt hat, dem gelingt im nächsten Schritt eine entspannte, natürliche Körperhaltung.

Die entwickelten Fotos werden dann in verschiedenen Größen und Formaten schwarzweiß kopiert.

2. Die eigene Vision entwickeln und gestalten

Jetzt beginnt der Teil, in dem die Bedürfnisse und Wünsche gefragt sind. Unter den ersten Ideen, die sich oft an denen der anderen Kinder orientieren, liegen meist andere, wahrhaftigere. Diesen nähert man sich am besten im Gespräch. Fragen wie „Wenn du drei Wünsche frei hättest, was würdest du dir dann wünschen?“ oder „Was kannst du besonders gut und was möchtest du noch können?“ sind geeignet, als Einstieg für ein Gespräch über die erträumte und ersehnte Identität der Kinder.

Mir ist vor allem wichtig, dass die Kinder nicht bei den stereotypen Bildern bleiben. Und wenn sie dennoch eine Prinzessin oder ein Fußballer sein möchten, dann mit Begründung, mit einer aktiven Beschreibung dessen, was sie damit in Verbindung bringen.

Ich frage Melis, nach ihren Wünschen und wie sie sein möchte. Sie sagt, dass sie am liebsten eine Seiltänzerin im Zirkus wäre. Auf meine Frage, was ihr daran so gefällt, zuckt sie mit den Schultern. Ich bitte sie, mir zu beschreiben, was eine Seiltänzerin so macht, was ihre Aufgaben sind, was sie kann und was davon für Melis von Bedeutung wäre. Weiteres Schulterzucken. Ob sie schon einmal eine Seiltänzerin gesehen hat, möchte ich wissen. Sie sieht mich an und nickt. Ihr Gesicht ist eine Mischung aus Freude und Traurigkeit. Im Laufe des Gespräches erzählt sie mir von einem Besuch im Zirkus, zusammen mit ihrem Vater, den sie nur sehr selten sieht und der ihr sehr fehlt. Im Zirkus gab es auch eine Seiltänzerin.

Zur Gestaltung der Bilder werden die Portraits ausgeschnitten, auf das Papier geklebt und entsprechend der Verwandlungsideen weiter bearbeitet, indem Körper oder ergänzende Dinge gezeichnet werden. Auch ist es sinnvoll zu fragen, wo und wie die neuen Gestalten denn leben, was ihnen außerdem wichtig ist und was sie brauchen, um sich wohl zu fühlen. Darüber hinaus kann gefragt werden, mit welchen Schwierigkeiten, Problemen oder Hindernissen die entstandenen Wesen zu tun haben und wie dem begegnet wird.

Georg hat seinen Kopf in die linke untere Ecke geklebt. Ich frage mich zunächst, wie er darunter seinen Körper zeichnen will. Doch anstelle eines menschlichen Körpers, zeichnet Georg einen Schlangenkörper an seinen Kopf. Er ist umgeben von einer gelben, porös aussehenden Schicht, über der sich Wasser befindet. Ich sage ihm, dass das ganze für mich beengt aussieht und ich mich frage, ob der Schlangen-Georg so überhaupt leben kann. Er erklärt mir, dass es sich dabei um eine U-Boot-Hülle aus warmem Schaumstoff handelt, der für die Reise durchs Meer genügend Luft und Trinkwasser besitzt. Sein Ziel sei Amerika, wo es eine riesige Wüste gäbe, in der er einmal sein möchte.

3. Verändern

Manche Fotoverwandlungen zeigen Dramen und bedenkliche Szenen der kindlichen Lebenswelten. Da wir in der therapeutischen Arbeit mit Kindern und Jugendlichen deren Lebensumfeld kaum verändern können, sollten wir die Kinder stärken, damit sie mittel- oder längerfristige Strategien entwickeln können, die dabei helfen, den Schwierigkeiten ihres Lebens zu begegnen.

Im Rahmen dieser Methode kann es hilfreich sein, wenn die Kinder ihr Bild derart verändern, dass sie Alternativen entdecken und entwickeln, wie sie mit den jeweiligen Schwierigkeiten umgehen können.

Christian hat sich als roten Wüterich gestaltet. Unter ihm liegt die Welt in Trümmern. Er ist dafür bekannt, dass ihm in regelmäßigen Abständen der Kragen platzt, was er selber weiß und das er nicht steuern kann. Ich bitte ihn, ein weiteres Verwandlungsbild zu machen, eines, das den *Christian zeigt, kurz bevor ihm der Kragen platzt. Zu sehen ist ein Junge mit weit aufgerissenen Augen, umgeben von vielen anderen Kindern, die ihm mit kleinen, spitzen Stöcken immer näher auf die Pelle rücken. Schon beim Gestalten wird er wieder aufgeregt und es sieht so aus, als ob er gleich ausrasten würde. Ich frage ihn, was er jetzt brauche, und er sagt: „Mein Ruhe!" Wir können vereinbaren, dass er, wenn er sich so fühlt, nach draußen geht, weg von den Kindern seiner Klasse, solange, bis das Gefühl der Bedrängnis wieder weg ist.*

Nicht alle Probleme lassen sich so pragmatisch lösen. Oft liegen sie woanders begründet und entziehen sich unserer Einflussnahme. Dann ist es wichtig, die Kinder zu stärken, indem wir ihre Sorgen ernst nehmen, ihnen zuhören, etwas Licht in das erdrückende Loch eines Tabus bringen, sie sprechen lassen, sie mit ihren Worten beschreiben lassen, was sie bewegt, und ihnen die Möglichkeit geben in Ruhe und ohne Unterbrechung von sich Mitteilung zu machen. Indem wir sie bestätigend ernst nehmen, erhalten sie eine Ahnung davon, dass sie nicht falsch sind, um später zu entdecken, dass ihn Falsches angetan wird.

Jill klebt ihr Gesicht auf das Papier, zeichnet ihren Körper darunter und überkritzelt ihn mit verschiedenen Wachsmalstiften. Dann steht sie auf, legt mir das Bild auf den Tisch und sagt „Fertig! Kannst'e wegschmeißen." Ich sehe mir das Bild an und frage, ob ich es behalten darf. Sie zuckt mit den Schultern und setzt sich an ihren Platz zurück. Nachein-

ander werden die anderen Kinder mit ihren Bildern fertig und zeigen sie mir. Jill verfolgt das ganze mit finsterem Blick. Am Ende kommt sie zu mir und fragt mich, warum ich ihr Bild behalten will. Ich sage, dass es sehr bunt sei und außerdem ihr Gesicht zeige. In der darauf folgenden Woche fragt sie mich, ob ich das Bild noch hätte. Ich hole es aus meiner Tasche und zeige es ihr. Sie lächelt. In der nächsten Woche die gleiche Frage: „Hast du noch das Bild?" Ich zeige es ihr. Diese Szene wiederholt sich mehrere Wochen und wird zu einer Art Spiel zwischen uns. Irgendwann fragt sie nicht mehr. Dafür hat sie angefangen in den Kunststunden zu arbeiten.

Material:
- Fotokamera
- Papier in verschiedenen Größen
- Stifte und Farben
- Schere
- Kleber

10

Zufallsbilder

Dem Zufall auf der Spur

(ab 4 Jahre)

Es werden kleine Köpfe aus getrocknetem Ton mit Wasserfarbe bemalt. Die Werke stehen auf einer Unterlage aus Papier (A4). Die Kinder bearbeiten ihre Tonköpfe von allen Seiten. Dabei verteilen sich kleine Farbkleckse auf den Unterlagen. Als die Tonköpfe getrocknet sind und die Kinder sie von den Unterlagen nehmen, sehe ich darauf die zufällig entstandenen Farbflecke. Bei genauer Betrachtung lassen sich daraus neue Formen, Gestalten und Bilder entdecken. Der nachfolgenden Kunstgruppe lege ich die Unterlagen vor und bitte sie zu überlegen, was daraus gemacht werden könnte. Fast alle definieren in den Klecksen etwas, das sie zu neuen Bildern weiter gestalten: ein Gesicht, ein Wurm, ein Schuh, ein Mensch u.v.m.. Während die Kinder zeichnen und malen, fabulieren sie verschiedene Geschichten, wovon einige auch einen biografischen Hintergrund besitzen.

Es gibt viele Möglichkeiten den Zufall in die gestalterisch-therapeutische Arbeit aufzunehmen. Allen hier nachfolgend gezeigten Methoden ist gemein, dass sie gezielt zufällig sind, der Zufall also bewusst eingesetzt wird. Dabei wird das Unbewusste aktiviert, um es hervor treten und gestaltete Form werden zu lassen.

Die hier aufgelisteten Zufallsübungen sind ein kleiner Ausschnitt und stehen exemplarisch dafür, wie ich mit dem Zufall arbeite. Dabei verfahre ich meist in folgender Reihenfolge:

1. Zufall provozieren
2. Gefundenes konkretisieren
3. Ausgestalten und Benennen

1. Zufall provozieren

Wenn das Gewohnte und Bekannte verlassen werden soll, damit Neues zu finden ist, sollte der innere Kritiker ausgeschaltet werden. Dieser Kritiker bewertet, definiert und deutet das meiste, das entsteht. Dabei wird im Ansatz erstickt, was sich zeigen will. Oft richten wir das Entstehende nach seinem Urteil, was dazu führt, dass nur das einen Ausdruck findet, was sich dem Kritiker am besten unterordnet und ihm nach dem Mund redet. Das Wesen des kreativen Gestaltens aber ist anarchisch und frei. Damit kann der Kritiker nichts anfangen. Also müssen wir ihn überlisten.

Kritzeln

Das Kritzeln gelingt am leichtesten mit verbundenen Augen. Mit einem Stift, Wachsmaler oder Kreide bewegt sich die Hand über ein genügend großes Blatt, das bestenfalls mit Kreppband auf dem Tisch oder dem Boden befestigt wird. Um die ungewohnte Situation zu erleichtern, kann den Kindern angeboten werden, den Stift zu einer Musik über den Untergrund tanzen zu lassen. Eine andere Möglichkeit bietet die Vorstellung, dass die zeichnende Hand von einem Wind über das Papier geweht wird; dass ein Engel die eigene Hand führt; dass ich eine Marionette bin, die an einem Faden geführt malt; dass das Papier ein Topf ist und der Stift den ich halte ein Löffel, mit dem ich rühre; dass ich jemanden eincreme usw.

Den Kindern zu erlauben, auch über den Rand des Blattes zu malen, erleichtert das Kritzeln und bringt gewagte Formverläufe aufs Papier.

Stempelvarianten: Tupfen, Drucken, Ziehen, Streichen

Jede Oberfläche kann zu einem Stempel werden. Je undefinierter eine Oberfläche ist, desto zufälliger und offener das gestempelte Ergebnis. Als Oberflächen benutze ich verschiedene Materialien, die sich durch eine grobporige, unregelmäßige Oberfläche auszeichnen. Besonders geeignet sind z. B. zerdrücktes Papier oder Folie (in Form von kleinen Bällen), die Seiten dicker Pappe, Schwämme, Sisalteppich, Baumrinde, Steine oder Äste.

Diese Oberflächen werden mit flüssiger Farbe bestrichen und dann auf Papier gestempelt. Das geschieht solange, bis entweder das Blatt gefüllt ist und/oder etwas in den Farbflecken erkannt wird, das sich beschreiben und weiter gestalten lässt.

Eine eher passive Art des Stempeln bieten Fäden oder Schnüre, die in Farbe getaucht und dann auf ein Papier gelegt werden. Dafür eignet sich besonders dünnflüssige Farbe wie Tinte, Wasserfarbe oder farbiges Wasser.

Abreiben

Die Aneignung von zufällig entstehenden Formen auf Papier kann auch durch Abreiben von Oberflächen geschehen. Dazu werden die Kinder mit einem Blatt auf Entdeckungsreise geschickt, bis sie einen Gegenstand oder eine Fläche gefunden haben, auf die sie das Blatt legen und mit der Hand darüber reiben. Dadurch entstehen Abdrücke im Papier, in denen wieder Formen und Gestalten zu entdecken sind. Wenn die Abdrücke nicht gut sichtbar sind, kann ein schräg gehaltener Bunt- oder Kohlestift, der leicht über das Papier gewedelt wird, die Struktur des Abdruckes sichtbar machen.

Kleckern, Tropfen, Pusten

Flüssiges sucht sich einen eigenen Weg. Flüssige Farbe hinterlässt eine Spur. Aber auch farbige Flüssigkeit zeigt in abstrakten Formen, in welcher Weise sie sich ausbreitet. Daraus lassen sich weitere Anregungen fürs Gestalten finden:

- Ein nasser Teebeutel wird über einem Papier ausgedrückt. Das dunkle Teewasser trocknet zu aquarell-ähnlichen Farbflächen.
- Farbtropfen werden mit einem Strohhalm über das Blatt gepustet. Ein zufälliges System aus geschwungenen Linien entsteht.

- Ein farbnasser Pinsel wird über Papier ausgeschüttelt und bildet ein Meer aus Punkten.
- Der Inhalt eines umgeworfenen Wasserbechers (gefüllt mit Wasserfarbe) wird mit verschiedenen Papieren abgedrückt.

Mit der Natur gestalten

Ein Stoff oder eine Leinwand wird mit Farbpigmenten bestrichen und in Wasser gelegt. Dann trocknet der Stoff und hinterlässt farbige Strukturen auf dem Untergrund. Wahlweise kann der Stoff oder die Leinwand auch für ein paar Tage nach draußen gelegt werden. Der Regen, die Sonne und der Wind verändern das Bild mit jedem Tag. Was bleibt, ist eine zufällige Farbstruktur.

2. Konkretisieren und Weitergestalten

Welche Art der zufällig gefundenen Form auch gewählt wird, es sind Angebote für weiteres Gestalten. Aus abstrakten Farbverläufen und Umrissen zeigen sich Figuren und Gesichter, während andere Landschaften oder Gegenstände entdecken. Die Angst vor dem leeren Blatt wurde durch spielerisches Farbverteilen überlistet und bietet jetzt eine Basis, auf der Neues entstehen kann. Was zuvor absichtslos und zufällig geschah, wird hier durch eine Entscheidung konkretisiert.

Justin hat ein weißes Blatt mit dunkelblauen Tupfen bedruckt. Ungefähr zwanzig dieser pflaumengroßen groben Punkte sind in gleichmäßigem Abstand auf dem Papier verteilt. Jetzt soll er versuchen, darin zu entdecken, was sich als etwas ihm Bekanntes definieren lässt. Justin nimmt einen Stift und malt hinter einen der blauen Punkte drei rote Striche. „Das ist ein Bär mit Turboantrieb, der durch einen Meteroidenhagel fliegt", sagt er. Dann erzählt Justin, welche Gefahren der tapfere Bär bestehen muss.

Um die innewohnende Gestalt oder Form sichtbarer zu machen, rate ich, das Entdeckte mit einem dunklen Stift zu umranden. Dadurch tritt die Form deutlicher hervor. Durch die Umrandung mit einer dunklen Farbe wird eine Entscheidung für eine erkennbare Form getroffen. Das Bild entsteht beinahe wie von selbst, da das zuvor zufällig erstellte jetzt durch wenige Striche in eine konkrete Form gebracht wird. Gerade Kindern, die durch die Kategorien von Richtig-Falsch verunsichert sind, hilft es, wenn sie beim Zeichnen eine Distanz aufbauen können und sich nicht mit dem, was entsteht, unmittelbar identifizieren müssen.

Die zufälligen Bilder können verunsichern. Und das sollen sie auch! Doch damit die Verunsicherung nicht in Ablehnung umschlägt, sollten die Kinder frei weiter gestalten.

Nachdem Justin einen der blauen Punkte in einen Bären mit Turboantrieb verändert hatte, erhielten die übrigen Punkte böse Gesichter mit dunklen Augen und scharfkantigen Zähnen. Die weißen Zwischenräume malte Justin schwarz und den Turbobären umkringelte er schließlich mit einem gelben Schutzschild, der den Bären unbehelligt durch das gefährliche Weltall brachte.

Es kann hilfreich sein, das Gefundene und mit einem dunklen Stift Umrandete vom Übrigen zu trennen. Manche Bilder sind so bekritzelt und gefüllt, dass es die entdeckte Form geradezu erdrückt und in ihrer Bedeutung erstickt. Dann kann entweder das Überflüssige übermalt oder aber die gefundene Form mit einer Schere ausgeschnitten und auf ein anderes leeres Papier geklebt werden. Dort wird es dann zu etwas Neuen weiter gestaltet.

3. Gerichtetes Fabulieren

Der dritte Schritt ist beim Prozess des künstlerischen Gestaltens eher ein Abfallprodukt, für das therapeutische Arbeiten aber besonders interessant: das gerichtete Fabulieren.

Damit ist das beschreibende Erzählen während oder nach dem Gestalten gemeint. Wenn die Kinder anscheinend Quatsch erzählen, sich in Münchhausen'eien ergehen, das Blaue vom Himmel lügen und „vom Hölzchen aufs Stöckchen" kommen. In diesen Worten befinden sich die Eingänge in ansonsten unsichtbare Reiche. Aus den Geschichten lassen sich biografische Bezüge herstellen und aktuelle Befindlichkeiten ablesen. Der Prozess des Zeichnen und Malens sowie die Bilder selbst liefern dazu den Gesprächsimpuls. Wir Therapeuten erfüllen darin die Aufgabe der offen Zuhörenden und kanalisierend Nachfragenden.

Marlon verzweifelt regelmäßig beim Malen. Kaum, dass er beginnt, füllen sich seine Augen mit Tränen und er gibt auf. Sobald ich ihn zu trösten versuche, vergrößert sich sein

Leid und er verweigert sich jedem weiteren Versuch. Marlon ist auch in der Schule ständig dem Weinen nah, weil er eine wahnsinnig große Angst hat zu versagen. Beim nächsten Treffen schlage ich ihm vor, heute einmal alles falsch zu malen: falsche Farbe, falsche Pinsel, falsche Striche, falsches Papier. Er sieht mich fragend an. Aber ein kleines Lächeln ist in seinem Gesicht. Was folgt ist ein wahrer Rausch an Fehlern!

Andrea schimpft mit ihrem Stift. In einer genervten und altklugen Art wirft sie ihm vor, nicht das zu tun, was er tun soll. Sie wirkt wie ein Papagei, der im Wortgewand eines Erwachsenen spricht. Vermutlich kennt sie das von den ihr nahe stehenden Menschen. Nach einer Weile beruhigen sich ihre Worte und sie wird zunehmend stiller, bis sie schließlich konzentriert und ernst im Zeichnen versinkt. Das Ergebnis ihres Zufallbildes erstaunt sie und macht sie stolz und froh. Sie ist wie verändert – zumindest für diesen Moment.

11

Variante:
Formenbilder

Was in den Formen wohnt
(ab 4 Jahre)

Am Vorabend zu einem Kunst-Workshop habe ich einige Pappen für Namensschilder geschnitten. Als ich die Pappreste entsorgen will, fällt mir ein Stück auf, das mich an eine Hundeschnauze erinnert. Ich betrachte den Abfall und entdecke auch in den anderen Pappstücken verschiedene Formen. Am nächsten Morgen zeige ich den Kindern wortlos die gleichen Formen. Sie rufen mir sofort verschiedene Definitionen dessen zu, was sie darin sehen: Eine Pfeife, ein Stöckelschuh, ein Seehund, ein Bumerang, eine Kurve, usw. Jetzt umranden sie eine der jeweils verschiedenen Formen und gestalten den Umriss weiter zu dem, was für sie darin enthalten ist.

Bei den *Formenbildern* nähert man sich dem Inhalt über den Umriss, über eine Form.

Als Form kann alles dienen: Ein Stück Pappe, der Umriss eines Körperteiles, ein Stein, eine Frucht, ein Blatt, ein Butterbrot uvm.. Diese Form wird mit einem Stift umrandet. Das Ergebnis kann solange gedreht werden, bis eine definierte Form entsteht bzw. bis ein Teil einer solchen Form sich zeigt. Das Gefundene wird dann derart weiter gestaltet, dass ein Bild entsteht, das auch andere erkennen können. Daraus ergeben sich meist neue Aspekte, ergänzende Formen und erweiterte Definitionen.

Damit haben die *Formenbilder* eine Ähnlichkeit mit den *Zufallsbildern*. Doch im Gegensatz zum offenen Prozess der *Zufallsbilder*, bei denen die Kinder zunächst über einen gewissen Zeitraum im Ungewissen gehalten werden, sind die *Formenbilder* vom innewohnenden Prinzip schnell erkennbar. Diese Sicherheit in dem, was folgt, hilft, das Vertrauen zueinander aufzubauen oder zu stabilisieren, weil die Kinder früher wieder „Boden unter den Füßen" haben und ihre eigenen Ideen einbringen können.

Material:
- Papier in verschiedene Größen
- Stifte, Wachsmaler, Kreiden, Wasserfarben
- Pinsel
- Scheren
- Kleber
- Kreppband

12

LebensBühnenBilder

Ein Stück von mir

(ab 6 Jahre)

Es werden LebensBühnenBilder *zum Thema „Mein Traumort" gebaut. Ben gestaltet sein Zuhause als Fußballfeld: Der Backofen ist das Tor, die Blumenvase aus Plastik und die Fensterscheiben bestehen aus Panzerglas. Ben verbringt jeden Nachmittag in der Wohnung und darf nicht draußen spielen. Also gestaltet er sich einen Traumort, an dem es ihm möglich ist, Fußball zu spielen.*

Merles Traumort ist ein Schwimmbecken, in dem sie als Schlange lebt. Von dort kann sie nachts zu ihren älteren Schwestern kriechen und diese überraschend beißen. Merle erzählt, dass sie regelmäßig im Schlaf von ihren Geschwistern gekniffen wird.

Nikita stellt sich als Kriegsherr auf einem Schiff dar. Er befiehlt über seine Mannschaft, die an Ketten liegt. Er gibt den Mitfahrern die Namen einiger Mitschüler. Nikita wird ausgegrenzt und ist der Außenseiter der Klasse. Hier darf er endlich einmal der Starke sein.

Marcel träumt von einem eigenen Bett. Derzeit schläft er mit seinem Bruder auf Matratzen im Wohnzimmer. Sein Traumbett will er mit einem Vorhang und einer Lichterkette dekorieren. Unter seinem Kopfkissen ist eine Kiste, in sich Süßigkeiten für nächtliche Imbisse befinden. Er wünscht sich ein eigenes Zimmer, weil er nicht mehr im Wohnzimmer schlafen will, wo die Eltern Fernsehen gucken, rauchen, trinken und laut sind.

Die Idee zu den *LebensBühnenBildern* hatte ich in einem Stadtviertel, in dem überwiegend einkommensschwache Familien und solche mit Migrationshintergrund leben: Häuser mit 25 Etagen und mehr, kleine Fenster, dicht gereihte Wohnungen, Leben auf engstem Raum. Vor dem Beginn des dort stattfindenden Projektes hatte ich einen vorherrschenden Eindruck: Wer hier lebt, muss sich abgrenzen. Wer in solchen kleinen Wohnungen zu Hause ist (und teilweise leben bis zu zehn Personen in Wohnungen mit nur zwei Zimmern), braucht einen Schutzraum, um sich abzugrenzen. Von den Lehrern erfuhr ich von dem erhöhten Gewalt- und Aggressionspotential der Bewohner.

Gleichzeitig, so meine damalige Vermutung, wissen die vielen Menschen nicht viel voneinander, obwohl sie dicht beieinander wohnen und durch die dünnen Wände die Lebensäußerungen der Nachbarn zwangsläufig hören. Außerdem bestehen sprachliche Barrieren, die den gegenseitigen Kontakt erschweren.

Dieser erste Eindruck, der sich in den folgenden Wochen verstärkte, stellte vor allem die Themen *Abgrenzung* und *Fremdheit* in den Vordergrund meiner Ideen. Ich überlegte, wie ich diese Themen miteinander in Verbindung bringen könnte, so dass ein Kunstprojekt daraus entstünde, das auch sozialästhetischen Charakter besäße. So entstand die Idee der *LebensBühnenBilder.*

Vereinfacht gesagt handelt es sich bei einem *LebensBühnenBild* um ein gestaltetes Bühnenbild, das eine Szene aus dem eigenen (Er-)Leben und dem

Lebensumfeld darstellt. Je nach Zielgruppe und Thema variieren die gestalteten *LebensBühnenBilder.* Die voran geschilderten Beispiele wurden zum Thema „MeinTraumort“ gestaltet, während andere Projekte ihren Charakter z. B. durch das Alter der Teilnehmer oder den Auftraggeber (z. B. ein Workshop im Rahmen eines Jungenprojektes) erhalten. Allen gemein ist die Möglichkeit, die eigene (Lebens-)Geschichte durch die Gestaltung einer Bühnenszene zu verdeutlichen und sich über einen längeren Zeitraum mit sich und seinem Leben zu beschäftigen und den aufkommenden Fragen und/oder Erkenntnissen nachzugehen.

Durch die Arbeit mit den *LebensBühnenBildern* können Ereignisse in szenisch-künstlerischer Weise dargestellt werden, um sie aus dem Tabubereich zu holen. Die gezeigten Inhalte der *LebensBühnenBilder* geben Aufschluss über Themen, oft in Geschichten verpackt, die die gestaltenden Menschen bewegt.

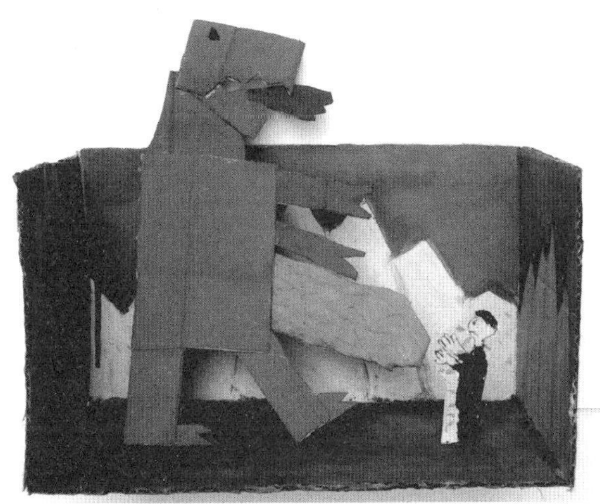

Der Kampf mit dem Drachen!

Am Ende einer Projektwoche, bei der ich mit allen Kindern einer Grundschule LebensBühnenBilder *baue, stelle ich fest, dass die Kinder der Ganztagsschule im Vergleich zu ihren Mitschülern aus dem Vormittagsbereich ein besonders großes Bedürfnis nach Stille und Zurückgezogenheit zeigen: Der überwiegende Teil der Ganztagskinder gestaltet Orte der Ruh wie z. B. Höhlen, Baumhäuser, einsame Inseln, versteckte Lichtungen oder Zimmer, in die kein Geräusch und kein Mensch eindringt. Diese Erkenntnis wird im Anschluss an das Projekt von der Schul- und Betreuungsleitung aufgegriffen, was dazu führt, dass ein neuer Ruheraum eingerichtet wird.*

LebensBühnenBilder können von Kindern, Jugendlichen und Erwachsenen gebaut werden. Sie ermöglichen einen schnellen Gesprächseinstieg in ein aktuelles oder weiter zurück liegendes Thema und helfen dabei eine komplexe Situation bildlich-gestaltend zu erfassen.

Gerade durch die Reduktion auf wenige Materialien werden Inhalte verdichtet und zeigen sich in vereinfachter Form.

Für Gruppen, Schulklassen oder Teams ist es interessant und aufschlussreich, wenn zu einem zuvor festgelegten Thema verschiedene Perspektiven, Erfahrungen, Erlebnisse, Geschichten oder Wahrnehmungen zu einer sichtbaren Gestaltung gerinnen. Die Menschen kommen einander näher, Distanz und Fremdheit verringern sich bzw. weichen einem erneuerten und erweiterten Bild vom anderen.

1. Themenfindung und Entwürfe

Bei dem Projekt „Mein Traumort" war das Thema vorgegeben: Die Kinder zeichneten zunächst als Entwurf, was sie mit dem Thema in Verbindung brachten. Inspiriert wurden sie durch die Fragen, was für sie ein Traumort sei, an welche Orte sie sich träumen würden, was ein Ort alles haben muss, damit er zum Traumort wird und wie ihre Träume aussehen. Es ging also um die Sehnsüchte und Bedürfnisse der Kinder.

Andere Themen bringen andere Gestaltungen und Aussagen zutage. Dabei fließt nicht nur Aktuelles, sondern vor allem Zurückliegendes in die Arbeit ein. Die Beschäftigung mit den Lebensgeschichten ist wie ein Fahrstuhl in die Vergangenheit. Daher ist es ratsam, in der ersten Phase der *LebensBühnenBilder* zunächst Entwürfe anfertigen zu lassen, über die gesprochen wird. Diese Entwürfe können später gestaltet werden, doch kommt es nicht selten vor, dass sie sich ändern, dass weitere Aspekte hinzu kommen und die aufgekommenen Erinnerungen verändert werden, was auch eine veränderte Gestaltung des *LebensBühnenBildes* mit sich bringt.

Ich arbeite mit der siebten Klasse einer Hauptschule, die zu Beginn ihrer Klassenfahrt mit mir LebensBühnenBilder *zu dem Thema „Der schönste Tag in meinem Leben" ge-*

stalten. Rogers Zeichnung zeigt die Umkleidekabine seines Fußballvereins. Dort wird er von seinen Vereinskameraden verprügelt. Das ganze geschieht vor den Augen des Trainers, der die Jungen machen lässt und Roger nicht zur Hilfe kommt. Ich bin fassungslos, dass er diese Geschichte als den schönsten Tag in seinem Leben wählt. Er reagiert mit einem Achselzucken. Weiter erfahre ich, dass er in den letzten Minuten eines Fußballspiels einen Elfmeter verschossen hat und das Team den Sieg nur knapp verpasst hat. Roger, der damals neun Jahre alt war, ist überzeugt, dass seine Teamkollegen richtig gehandelt haben. Selbst fünf Jahre später denkt er das noch und versucht die Geschichte als eine scherzhafte Anekdote darzustellen. Am Nachmittag arbeite ich mit einzelnen Jugendlichen, deren Entwürfe ähnliche Dramen zeigen. Dort kommen dann die Tränen, die Roger in der damaligen Situation nicht hatte zeigen und vor sich selbst eingestehen können. Er begreift, dass er damals Unrecht erlebt hat.

2. Die Bühne

Es gibt verschiedene Möglichkeiten die Bühne zu gestalten. Grundsätzlich richten sich der Aufbau und die Struktur der Bühne nach der angestrebten Aussage. Braucht sie einen Untergrund, Hintergrund, Seitenwände und/oder ein Dach? Welche Konstruktion trifft die Aussage am besten?

Bezüglich des Formates der *LebensBühnenBilder* lässt sich sagen: Je älter die Menschen, desto freier können die Vorgaben sein. Jüngere orientieren sich noch stärker aneinander und es ist ratsam, ein normiertes Format für die Bühne zu wählen, was ihnen dabei hilft, sich auf den Inhalt zu konzentrieren. Sollte aber eine Idee so stark im Gegensatz zu der normierten Bühne stehen, muss sich das Format dem Inhalt unterordnen und darf nicht zum Selbstzweck werden.

Während eines schulumfassenden Projekts, bei dem knapp 300 Schüler ihre frei gestalteten LebensBühnenBilder *in eine Einheitsbühne bauen, besteht Mark auf einer Trennwand aus Pappe, die er vor und über das Kästchen kleben will, so dass der Blick in das Innere versperrt wird. Er erklärt, dass darauf das eigentliche Bühnenbild entstehen soll: Mark sitzt als kleine Pappfigur über dem LebensBühnenBild und schaut den Betrachter an. Nun ist es aber rein formal gesehen schwierig, dieses Sonderformat mit den anderen* LebensBühnenBildern *in eine geschlossene Ausstellung zu bringen. Sein Wunsch wird aber so eindringlich vorgetragen, dass sich mein Konzept seinem Gestaltungsdrang beugt. Später erfahre ich den Grund: In dem dunklen Raum darunter befindet sich ein weiterer, versteckter Raum. Dort, so erzählt er mir, kann er machen, was er will, da hört ihn keiner und er darf schreien und Krach machen.*

Für den Bühnenbau verwende ich Pappe, deren einzelne Bestandteile mit Heißkleber, Klebestiften oder Kreppband verbunden werden können. Pappe bietet die Möglichkeit, die Bühne auch nachträglich zu gestalten. Gerne bauen Kinder in die Seiten- oder Hinterwände kleine Fluchten wie Türen oder Luken ein. Auch Fenster sind beliebte Ergänzungen, die mühelos in die Pappbühnen geschnitten werden können.

Da die *LebensBühnenBilder* meist nicht bespielt werden, ist Pappe ein genügend stabiles Material.

3. Was auf und in die Bühne kommt

Meistens erinnern sich Kinder an Besuche im Puppen- oder Marionettentheater. Auch Schulaufführungen und „richtige“ Theaterbesuche erklären, was der Sinn einer Bühne ist: Symbolisch und/oder verdichtet zu zeigen, was das Leben an Geschichten zu erzählen hat. Dass Kinder eine Geschichte aus ihrem Leben erzählen können, macht die Arbeit an den *LebensBühnenBildern* umso interessanter und für die Kinder verständlicher.

Jetzt beginnt die kreative Umsetzung der gezeichneten Idee in ein dreidimensionales Bühnenbild. Dazu brauchen die Kinder Pappe oder Tonkarton, Farben (Wasserfarbe, Bunt- und Filzstifte), Schere und Klebstoff. Aus diesen wenigen Materialien gestalteten sie ihre Ideen.

Um den ästhetischen Ansprüchen der Kinder eine Hilfestellung zu geben, empfehle ich den Untergrund, den Hintergrund und die Seitenwände mit Wasserfarbe zu bemalen, und zwar so, wie es die Entwürfe vorgeben. Das hilft bei der Imagination des gestalteten Innenraumes. Um es zu vereinfachen und zu beschleunigen, können größere Flächen mit einem Schwamm und Wasserfarbe coloriert werden.

Wer will, kann aber auch woanders anfangen, sei es, dass als erstes die Protagonisten der Geschichte gestaltet oder die Außenwände des *LebensBühnenBildes* bemalt werden, um sich so zum Innenraum vorzuarbeiten. Wer zögert, kann sich von den anderen inspirieren lassen und beginnt erst später. Manches Kind benötigt ein Gespräch mit mir, andere verstecken ihre Arbeiten vor den Blicken der anderen oder ziehen sich in einen blicksicheren Teil des Raums zurück. Wie auch immer, jeder findet seinen Arbeitsstil und niemand wird gedrängt, *schön* und *sauber* zu arbeiten, auch wenn das ein oder andere Detail zunächst (und auch später) nur schwer erkennbar ist.

Ich werde von einer Lehrerin zu meiner ästhetischen Auffassung als Künstler befragt und ob ich auch der Meinung sei, dass die meisten Arbeitsergebnisse der Kinder erhebliche Mängel aufweisen würden. Ich antworte, dass die Gesichter der Kinder, in denen Konzentration, Freude, Engagement oder Spannung zu lesen sind, meine Antwort auf ihre Frage seien. Das Ergebnis, so der zweite Teil meiner Antwort, ist mir nicht wichtig, und wessen Gestaltung unkenntlich ist, der hat in jedem Falle etwas erlebt. Als drittes schlage ich der Lehrerin vor, doch selbst ein LebensBühnenBild *zu bauen. Sie lässt sich darauf ein. Anschließend relativiert sie ihr zuvor gegebenes Urteil. Wir kommen in ein interessantes Gespräch über den Sinn und Unsinn des benoteten Kunstunterrichts.*

Selten arbeite ich mit verzierenden Materialien, also allem, was über Pappe, Papier und Farbe hinaus geht. Meiner Erfahrung nach, genügt weniges, weil die Kinder ihren Ideen so am leichtesten auf die Spur kommen, ohne abgelenkt zu werden. Damit einzelne Dinge auch von oben herabhängen oder in der Luft schweben können, können Perlonfäden zwischen die Seitenwände gespannt und mit Heißkleber befestigt werden.

Für die Gestaltung kleinerer Sachen empfiehlt sich Tonkarton oder dünne Pappe. Auch sind spitze Scheren hilfreich, wenn Kleinteile ausgeschnitten werden sollen.

Um die einzelnen Gegenstände in die Bühne zu kleben, können Aufsteller an dem unteren Ende der Gegenstände gebracht werden. Dazu wird eine Verlängerung gelassen, die umgeknickt und aufgeklebt wird. Größere Teile lassen sich mit einer Heißklebepistole in die Bühne kleben.

4. Das fertige LebensBühnenBild

Das *LebensBühnenBild*, entstanden während einer Einzelarbeit, wird in der Regel mit nach Hause genommen und dient folglich als Erinnerungsträger für das, was damit in Verbindung steht bzw. was in der Einzelarbeit herausgestellt wurde.

Die *LebensBühnenBilder*, die in Schulklassen entstehen, werden von Lehrern gerne für Ausstellungszwecke genutzt. Grundsätzlich gilt für meine Arbeit:

Niemand muss sein Werk präsentieren. Es trifft mich immer wieder, wenn mich die Kinder fragen, ob sie ihre Arbeit behalten dürfen. Selbstverständlich! Wem anderes als ihnen gehören sie? Mit Augenzwinkern erkläre ich den Lehrern dann, dass alles andere Beutekunst sei.

Dennoch können die Sachen ausgestellt werden und meist wollen die Kinder das auch. Zeigt es doch, was sie können und geleistet haben. Auch erhalten sie so die Möglichkeit, die Arbeiten der anderen sehen zu können. Nicht selten sind sie überrascht von dem, was heraus gekommen ist, und einzelne können ihren festgefahrenen Ruf oder das bestehende Bild aktualisieren.

Die dreizehnjährige Maike sitzt in einem Chaos aus Zeitungsschnipseln, zerschnittener Pappe und vermischter Farbe. Kleber hängt zwischen ihren Fingern und die Pappe der Bühne ist aufgeweicht, weil vorhin ein Wasserbecher darüber gelaufen ist. Inmitten der Unordnung steht die kleine Bühne, kaum erkennbar. Am Ende des Tages sollen die Werke der Jugendlichen ausgestellt werden, was alle im Laufe des Workshops entschieden haben, auch Maike. Sie hat am Vormittag erzählt, dass sie ihren ersten Schultag gestalten will. Doch jetzt kann ich nichts derartiges in ihrer Bühne erkennen. Ich sehe ein Sofa, einen Tisch und einen Teppich, auf dem eine Person liegt. Maike sagt, das sei ihre Mutter, die sie dort eines Morgens tot aufgefunden hatte. Damals war sie neun Jahre alt gewesen. Am Ende eines längeren Gespräches frage ich sie, ob sie ihr LebensBühnenBild *dennoch ausstellen will. Sie sieht mich überrascht, fast erschreckt an und sagt: „Natürlich! Die anderen müssen das doch wissen.“*

Material:
- Pappe und Tonkarton
- Kreppband
- Kleber
- Bunt-, Filz- und Wachsmalstifte
- Wasserfarbe
- Pinsel, ggf. Schwämme
- Heißklebepistole- Perlonfaden
- Cuttermesser

13

Tonlandschaften

Mit Fantasie und Erinnerung

(ab 3 Jahre)

Jussuf entdeckt einen Vulkan, aus dessen Krater Honig sprudelt und die Menschen einklebt, bevor er zischend im Meer versinkt. Die klebrige Masse nimmt ihren Weg zum Wasser und kommt an Johannas Zauberfisch vorbei, der alles in seinem Maul aufsaugt und sich danach auf ein Boot aus Farbe legt. Zum Glück gibt es die Rennbahn für Autos, die mit ihren mindestens 100 Rädern die Menschen retten. Doch noch sind sie von dem Honigfreien Land weit entfernt, sie müssen durch den Tunnel, in dem es dunkler ist als in der finstersten Nacht. Im Inneren hat jeder Angst. Dahinter ist ein Wald aus Lutschern. Nein, es ist eine Dinosaurier-Armee, deren Schwänze bedrohlich in die Höhe schlagen. Obwohl, nein, es ist...

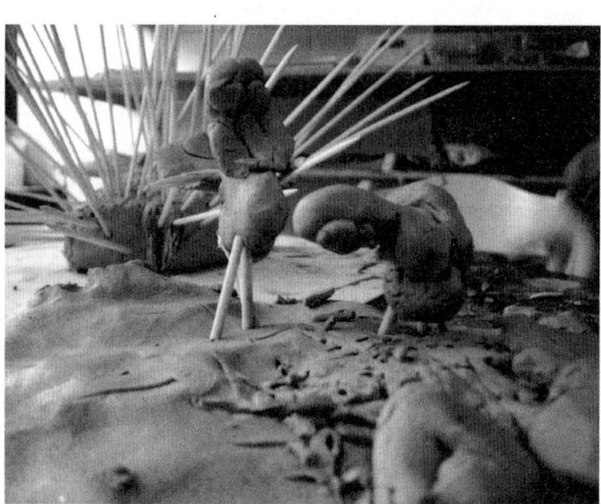

Geschichten in Ton

Der gestalterische Ausdruck kann die Kräfte und die Leiden der Kinder offenbaren. Durch das gleichzeitige Tun aus Gestalten und Fabulieren treten Erinnerungen und Lebensumstände ans Licht und werden sichtbar, was folglich therapeutisch bearbeitet werden kann.

Durch den spielerischen Umgang mit Formen und Farben werden den Kindern Möglichkeiten geboten, ihre Welt im Kleinen zu gestalten und probeweise zu verändern. Dadurch erschaffen sie eine gestaltete Wirklichkeit, die später in der jeweiligen Wirklichkeit ausprobiert werden kann.

Der Ton lädt dazu ein, während des Schaffens zu sprechen, zu erzählen, Dinge aufsteigen zu lassen und sie zu benennen. Kinder brauchen Menschen, die sie ernst nehmen, die ihren teils verschlüsselten und gleichzeitig sehr offenen Mitteilungen ein verstehendes Ohr schenken und sie ermutigen, in ihrer Kraft zu bleiben, anstatt sie zu reglementieren und ihre Impulse zu blockieren oder abzubrechen.

Aus einem Stück Ton entsteht eine Landschaft, eine Welt, werden Geschichten. Dazu braucht man ein größeres Brett und weichen Töpferton.

Wenn ich mit Ton arbeite, möchte ich mit dem Kind ins Gespräch kommen. Das heißt, dass in einer 1:1-Situation sowohl gestaltet, als auch berichtet wird, was gerade erlebt, gefühlt und erinnert wird. Der weiche, nachgiebige Ton, der mühelos in jede Form gebracht werden kann, hat eine entspannende Wirkung, nimmt wütendes Drücken oder Reißen in sich auf, lässt sich mit

Wasser glatt und rutschig-weich gestalten, kurz: Er ist ein Material, das sich anpasst und das nicht zerstört werden kann. Der Ton geht mit, ist konstant.

Durch die o.g. Fähigkeiten eignet er sich besonders gut zum Gestalten von fantastischen Welten, die wiederum ein Spiegel für kindliche Träume, Wünsche, Fähigkeiten, Erlebnisse, Ängste oder Erinnerungen sind. Durch das gleichzeitige Tun und Sprechen wird formuliert, was bei direkter Nachfrage nicht zu sagen ist, weil es zu komplex ist oder weil der Kontakt zu nah und drückend erlebt wird. Die entspannte Haltung während des Arbeitens mit Ton begünstigt eine Kommunikation, die sich von Gefühl zu Gefühl hangelt und eine individuelle Erlebenslandschaft nachvollziehbar macht. Vor diesem Hintergrund können Kinder gestärkt werden, indem wir ihnen mitteilen, dass sie in ihrem Erleben richtig sind, dass sie keine Schuld haben usw..

1. Den Untergrund vorbereiten

Zu Beginn wird auf die Unterlage eine dünne Schicht Ton gebracht, damit die nachfolgend entstehende Tonlandschaft besser haften bleibt. Außerdem macht es einen Unterschied im Gestalten, wenn einerseits Bäume, Häuser, Menschen aus Ton entstehen, deren Untergrund aber aus Holz ist; ein geschlossenes Erleben entsteht, wenn alles aus einem Material besteht. Dazu werden zunächst kleine Tonkugeln geformt und nacheinander auf die Unterlage gedrückt, dass ein welliger, flacher Untergrund aus Ton entsteht.

2. Die Landschaft gestalten

Je nach Zielsetzung und Hintergrund kann die Tonlandschaft ganz frei oder thematisch gebunden entstehen. Es ist ratsam, ein paar Gestaltungsmöglichkeiten zu zeigen, aber nicht zwingend. Meist fügt sich bei der Arbeit mit Ton eins ins andere. Kinder scheinen eine natürliche Fähigkeit zum Modellieren zu haben. Sollten sie aber zu sehr in den „kunsthandwerklichen" Bereich driften (Schalen, Teller, usw.), erinnere ich an das Thema bzw. versuche eines mit ihnen zu vereinbaren.

Da die Tonlandschaft nicht gebrannt werden kann und in der Luft trocknet, sollten die Kinder informiert sein, dass der Ton leicht zerbrechlich ist. Bestenfalls bleibt das Arbeitsergebnis auf der festen Holzunterlage liegen und wird nicht weiter bewegt. Vor allem hinzugefügte Elemente wie kleine Rollen oder Kugeln, die nicht aus einem Stück herausformt wurden, neigen dazu, vom Reststück abzufallen. Zum Teil lassen sich einzelne Stücke aber mit einer Heißklebepistole reparieren.

Wenn an der Tonlandschaft weiter gearbeitet werden soll, muss sie mit einer dünnen Malerfolie derart abgedeckt werden, dass keine Feuchtigkeit aus dem Ton entweichen kann und er weich und bearbeitbar bleibt. Dafür empfiehlt es sich, die Holzplatte auf ein entsprechendes großes Stück Folie zu stellen, die seitlich abstehende Folie um die Tonform zu wickeln und entsprechend luftdicht zu schließen (mit Kreppband oder Tesa).

Bei der Arbeit in Schulklassen lasse ich die Kinder in Zweiergruppen am Ende berichten, was sie gestaltet haben. Je nach sicht- oder hörbarem Erleben, befrage ich einzelne Kinder noch einmal zu ihren Arbeiten in Einzelgesprächen. Während der Gestaltungsphase gehe ich meist herum und setze mich zu den Kindern, spreche mit ihnen, höre ihren Erzählungen zu oder frage auch teilweise gezielt nach. Bereits bei der Vorbereitung des Untergrundes entsteht Kommunikation. In der Regel sind Kinder dafür dankbar, dass sie für diese vergleichsweise langweilige Aufgabe eine Unterstützung erhalten. Daraus ergibt sich dann fast von selbst ein zu bearbeitendes Thema, eine Idee, eine erste Form.

Jedoch ist dieser Begleitung durch die große Gruppe und die anregende Situation auch eine Grenze gesetzt. Allgemein lässt sich sagen, dass sich diese Arbeit eher für kleine Gruppen bzw. für die Einzelarbeit eignet. Vor allem der Gestalterische Dialog ist bei dieser Methode zu empfehlen. Dabei findet ein Gespräch ohne Worte statt, wobei ein wechselnder Dialog mit gestalterischen Mitteln stattfindet. Eine Person fängt an zu gestalten und die andere Person reagiert darauf. Es ist wie eine Rede und deren Gegenrede – nur nonverbal.

Christian drückt mit einem Bleistift eine Vielzahl Löcher in ein faustgroßes Tonstück. Er sagt, dass seien Wespenlöcher. Ich modelliere entsprechend große Wespen, kleine Kugeln, die ich länglich rolle, doch die will Christian nicht sehen und richtet einen Schutzwall um das Wespennest auf. Obenauf legt er eine Tonplatte und verschmiert die Ränder. Ich lege die Wespen davor und spüre seine Aufregung. Er rückt etwas ab. Mit einem Modellierholz wischt er die Wespen zur Seite, in meine Richtung. Als ich sie mit einer Tonschlange umrande, wird er ruhiger, plättet eine Kugel zu einer Scheibe und legt diese darauf. Später sieht er nach, ob im Wespennest kein Tier mehr ist. Danach verändert er das Stück zu einem Apfel und eine andere Geschichte beginnt.

Der Gestalterische Dialog empfiehlt sich bei Kindern, die sprachliche Probleme haben bzw. denen das verbale Mitteilen Schwierigkeiten bereitet. Komplexe Themen sind von Kindern nicht immer einfach in Worte zu fassen. Die Gefühle, die bei dem Gestalterischen Dialog aufkommen, leiten dann wieder über in andere Bereiche, die ggf. versprachlicht werden können.

Je nach Wunsch kann der Ton angemalt werden. Dabei empfiehlt es sich, mit Volltonfarbe zu arbeiten, auch Wasserfarbe ist möglich. Am besten lässt sich die Farbe auf den trockenen Ton auftragen. Es kann aber auch der noch feuchte Ton bemalt werden. Während des Malens setzt sich das Erleben fort und es kann wie oben beschrieben weiter gearbeitet werden. Dabei entsteht eine besondere haptische Erfahrung, wenn der feuchte Ton mit der frisch aufgetragenen Farbe vermengt wird. Vielen Kindern ist dieses Matschen nicht vertraut und so können sie etwas ästhetisch nachholen, was ihnen in ihren Lebensumgebungen oft nicht möglich ist. Überhaupt möchte ich dazu anregen, nicht zu früh thematisch zu arbeiten und die Kinder erst einmal mit dem Material Erfahrungen machen zu lassen, indem sie kneten, schlagen, rollen, werfen, drücken usw.. Durch die Verbindung aus Farbe und Ton entsteht ein ganz besonderes Erlebnis und aus diesem Erlebnis entstehen wieder neue Ergebnisse ganz besonderer Art.

Ole ist begeistert, wie sich rote Farbe durch den braunen Ton zieht. Er eröffnet eine Zuckerstangenfabrik, rollt den farbigen Ton aus, schneidet ihn und verkauft seine Ware.

Jilderey hat seine Hände angemalt und quetscht den Ton durch die Finger, wobei sich das braune Material allmählich in einen grünlichen Brei verändert. Das tut er beinahe selbstvergessen für eine viertel Stunde lang. Er hat die Diagnose „Hyperaktiv", und es tut ihm anscheinend gut, so zur Ruhe zu kommen.

Material:

- Töpferton
- Folie, Abdeckplane
- Pinsel
- Unterlagebretter
- Farbe
- Wasserbecher

14

Großbilder

Mit dem Stift auf Wanderschaft

(ab 4 Jahre)

Seit zwei Monaten leite ich eine Kunst-AG. Heute, wie in den Wochen zuvor, stürmen die Kinder um 15.00 Uhr in den Raum und sind aufgedreht und wild. Ich versuche ihnen zu erklären, was wir machen können, doch es gelingt ihnen nicht, mir zuzuhören. Seit acht Uhr morgens sind sie in der Schule, hatten sechs Stunden Unterricht, danach erhielten sie ihr Mittagessen, machten ihre Hausaufgaben und hatten eine halbe Stunde zum Spielen. Jetzt sind sie erschöpft. Erste Streitereien beginnen. Ich schlage ihnen vor, für eine weitere halbe Stunde nach draußen zu gehen, doch sie wollen Kunst machen. Aber wie, wenn sie nicht hören wollen und sich zanken?

Ich lege eine Folie als Unterlage auf den Boden und eine Stoffbahn (150x200cm) darüber, klebe die Seitenränder mit Gewebeband fest und setze mich mit einem schwarzen Wachsmalstift an einen der vier Ränder. Nacheinander gesellen sich die Wilden zu mir und möchten wissen, wie es weiter geht. Als es ruhig ist, erkläre ich ihnen die zwei Spielregeln:

1. Der Wachsmaler wandert solange über den Stoff, bis er einen anderen Stift oder eine andere Linie berührt. Dort endet seine Bahn.

2. Das Ganze wiederholt sich solange, bis ihr gemeinsam entscheidet, dass der Stoff in genügend kleine oder große Felder unterteilt ist.

Die Idee zu dem ersten *Großbild* kam als Auftrag zu mir. Ich sollte mir Gedanken darüber machen, wie Kinder und ihre Eltern ein farbenfrohes Bild schaffen könnten, das alle Fertigkeitsgrade der Teilnehmer integrieren könnte und darüber hinaus wie aus einem Guss aussehen würde. Seitdem habe ich eine Vielzahl an *Großbildern* in Projekten, Workshops, Unterrichtsstunden, während Straßenfesten und bei Veranstaltungen gestalten lassen.

Ein *Großbild* nimmt die Angst vor der leeren Leinwand. Mit einfachen Malbewegungen entsteht in wenigen Minuten ein einzigartiges System aus Feldern und Segmenten. Dabei erleben die Maler, dass sie gemeinsam etwas schaffen können. Das schnelle Ergebnis ist verblüffend und motiviert, gemeinsam daran weiter zu arbeiten, indem die Felder zum Beispiel in verschiedenen Farben ausgemalt werden.

Im Gegensatz zu anderen Bildern, die gemeinsam erstellt werden, dringt bei den *Großbildern* niemand in den gestalterischen Raum des anderen ein. Beim *Großbild* entstehen die Segmente an der Stelle des Kontaktes, da, wo sich die Wachsmaler treffen oder wo eine gezeichnete Grenze den Verlauf der Linie beendet. Die nachfolgend weiter zu gestaltenden Felder sind das Ergebnis eines gemeinsamen Prozesses und lassen sich nicht mehr eindeutig einer bestimmten Person zuweisen.

Besonders zu empfehlen sind *Großbilder* in Gruppen, die sich noch fremd sind, die aus mehreren Individuen bestehen oder die einen durch Konkurrenz geprägten Umgang miteinander haben. Durch die Methode der *Großbilder* werden Gemeinschaftsprozesse nicht problematisiert, sondern so gestaltet, dass sie Freude machen. Das kann Lust auf weiteres Miteinander machen, stärkt das Wir-Gefühl und zeitigt nebenher auch ein ästhetisches Ergebnis, das sich sehen lassen kann und von den meisten Außenstehenden als „schön" erlebt wird.

1. Felder und Segmente

Allen *Großbildern* gemein ist folgende Methodik:

- Die Maler gruppieren sich um den gespannten Stoff und fahren mit einem schwarzen Wachsmaler solange in geschlängelten, gezackten, geraden oder gebogenen Linien über die Leinwand, bis sie einander oder eine andere Linie berühren.
- An dieser Stelle endet die Bahn des Wachsmalers. Alle weiteren Linien

beginnen entweder am Rand oder einer bereits gezeichneten Linie und enden am Rand der Leinwand oder vor einer weiteren Linie.
- Gemeinsam wird entschieden, wann die Segmentierung des Maluntergrundes beendet wird.

Rabianur erkennt eine Weltraumkarte, Vanessa eine Landkarte. Björn erinnern die Felder an ein Puzzle, während Gregor sagt, es sei ein Teppich. Zuhej meint darin einen Fliesenboden zu sehen, Ulli definiert das Bild als Tapete und Thomas findet, es sähe aus wie Deutschland von oben (er ist vor kurzen mit dem Flugzeug geflogen).

2. Weiter gestalten

Im nächsten Schritt entscheiden die Kinder, wie das entstandene Bild weiter gestaltet werden kann. Dabei haben sich vier Varianten heraus gebildet, die in der nachstehenden Reihenfolge in ihrer mir bekannten Häufigkeit vorkommen:

- *Felder ausmalen*

  Die einzelnen Felder werden mit Wachsmalstiften, Wasser- oder Volltonfarben ausgemalt. In der Regel achten die Kinder von selbst darauf, dass benachbarte Felder nicht in der gleichen Farbe coloriert werden. Im Anschluss können die schwarzen Linien erneut gezogen werden, was die Konturierung verstärkt.

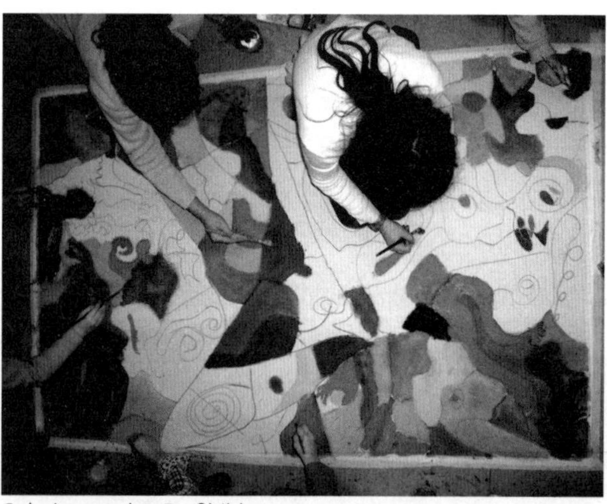

Colorierung des Großbildes

- *Felder definieren*
  Die einzelnen Felder bilden Formen. Diese Formen erinnern für sich oder miteinander an definierte Formen. Es werden Gesichter, Lebewesen, Kleidungsstücke, Buchstaben u.v.m. erkannt. Diese Fundstücke können mit schwarzem Wachsmalstift nachgezogen und weiter gestaltet werden. Im Anschluss können die Felder wie oben beschrieben coloriert werden.

- *Felder mit verschiedenen Materialien füllen*
  Die Felder, ob definiert oder abstrakt, können auch mit anderem als flüssiger Farbe gefüllt werden. Mögliche Materialien sind: Blütenblätter, Sand, Gewürze, Pigmente, Bohnen, Körner, getrockneter Mais, Linsen, Steine, Laub, Baumrinde, Knöpfe, Grashalme u.v.m.. Je nach Material kann es aufgeklebt oder mit Binder eingerührt und aufgetragen werden.

- *Fantasielandschaften gestalten*
  Aus den oben beschrieben drei Möglichkeiten der Weitergestaltung ergibt sich eine vierte: Die mit Farben und Materialien gefüllten Felder mögen dazu anregen, aus dem *Großbild* eine Landschaft mit Wegen, Straßen, Hügeln, Flächen, Häusern, Plätzen, Tunneln, Türmen usw. zu gestalten.

3. Präsentation

Das gestaltete *Großbild* ist der Ausdruck eines gemeinsamen Prozesses und ein ästhetisches Ereignis, das sich präsentieren lässt. Die positiven Rückmeldungen nähren die Kinder und motivieren sie zu gemeinschaftlichem Handeln

In einem Kindergarten fertigten die Kinder mit meiner Hilfe einen Rahmen, auf den das *Großbild* gespannt und dessen Rand mit kleinen Spiegelscherben beklebt wurde.

Eine Schule versteigerte – nach Rücksprache mit der Klasse – zwei *Großbilder* während des Schulfestes und finanzierte so das Picknick eines Wandertages.

Und die Kunst-AG vollendete das *Großbild* an dem Nachmittag und hängte es zum Trocknen ins Fenster, wo es noch immer ist und den Raum in magisches Licht taucht, wenn am Nachmittag die Sonne hindurch scheint.

Nebenanekdote:

Bei einem Kunstworkshop vergesse ich, die Folie auf den Steinboden des Schulhofes zu legen. Am Ende der Gestaltung des Großbildes, das in diesem Fall mit Volltonfarben gemalt wurde, ist die Farbe durch den Stoff gedrungen und hat die Farbfelder auf den Steinboden übertragen. Der anfängliche Schreck des Hausmeisters (die Farbe lässt sich nicht entfernen!) weicht einem weiteren Kunstprojekt. Die Schulleiterin lässt sich auf die Idee ein, die Farbfelder mit Fliesenstücken zu bekleben, so dass ein Mosaikboden entsteht.

Material:
- Nesselstoff, Bettlaken oder große Pappe
- schwarze Wachsmalstifte
- Bunte Wachsmalstifte, Wasser- oder Abtönfarbe
- Pinsel
- Gewebeband
- Plastikfolie als Unterlage

15

Stempel und Fahnen

Was ich mir auf die Fahne schreibe

(ab 8 Jahre)

Semi hat sich aus dem Reststück einer Stoffbahn, die ich zum Bau von Leinwänden benutzt habe, eine Piratenflagge gemacht. Stolz läuft er umher und ist zum Piraten geworden. Der Totenkopf auf schwarzen Hintergrund zeigt zwei blutrote Augen, die Zähne sind spitz und drücken Gefahr aus. Semi schwenkt die Fahne und scheint sicher, jeden Feind mit der Flagge bereits vor dem ersten Kampf in die Flucht schlagen zu können. Die Fahne verändert sein Wesen und bringt ihn in den Bereich der piratischen Kraft.

Als sich Deutschland während der Fußballweltmeisterschaft im Jahr 2006 in ein Meer aus Fahnen verwandelte, dachte ich über den Sinn von Fahnen, Flaggen oder Bannern nach. Mir fiel zunächst der Satz „Was ich mir auf die Fahne schreibe" ein. Was folgte, waren Erinnerungen an Ritterfahnen, die Umzüge der Schützenvereine, Fahnen schwenkende Zuschauer bei Staatsempfängen oder auf Halbmast hängende Fahnen bei Staatstrauer. Die Anlässe sind vielfältig, jedes Land hat eine Fahne, und wer etwas von sich mitteilen möchte, kann dies auf die Fahne schreiben. Zu finden sind Symbole, umrahmt oder hinterlegt durch Farben, Mustern und grafisch gestalteten Hintergründen. Der Bundesadler, Halbmond und Sichel, ein Palmzweig, ein Familienwappen, Tiere, Waffen oder Gebäude. Die dargestellten Farben und Formen deuten auf Qualitäten der jeweiligen Fahnenbesitzer hin und informieren die andere Seite über besondere Eigenschaften, Einstellungen oder mit ihnen im Bunde stehende Kräfte und Potenzen. Kinder kennen Fahnen, und am populärsten sind die Fahnen einzelner Länder. In multikulturellen Schulklassen verbinden die Kinder damit ihre Identität und den familiären Hintergrund.

Ähnlich ist es mit Stempeln. „Den Stempel aufdrücken" bedeutet, etwas oder jemanden definieren mit dem, was der Stempel zeigt. Es gibt Stempel mit der eigenen oder einer firmierten Adresse, mit Tieren, Gegenständen oder Symbolen. Ein amtlicher Stempel bestätigt etwas von höherer Instanz und legitimiert oder beglaubigt dies. Kinder erhalten von ihrer Lehrerin ein Stempel in ihr Hausaufgabenheft, je nach Leistung ein lachendes oder ein grimmiges Gesicht. Eine Briefmarke wird durch den Stempel entwertet, eine Zeugniskopie, der Führerschein oder der Pass erhält durch den amtlichen Stempel die Gültigkeit, und wer „Stempeln geht", bekommt sein Geld vom Arbeitsamt, wenn alle Nachweise erbracht wurden und ein Stempel dies bestätigt.

Stempel und Fahnen legitimieren, verdeutlichen, beweisen und erklären das menschliche Miteinander. Zum einen zeigt ein Individuum etwas von sich, andererseits ordnet sich eine soziale Gruppe unter die Bedeutung eines Symbols.

Für die therapeutische Arbeit interessiert mich vor allem die individuelle Dimension von Fahnen und Stempeln. Dabei behandele ich zwei Grundfragen:

- Was schreibe ich mir auf die Fahne?
- Welchen Stempel will ich der Welt aufdrücken?

Fahnen

1. Was schreibe ich mir auf die Fahne?

Zunächst erkläre ich den Sinn von Fahnen als symbolische Darstellung dessen, was einen einzelnen Menschen oder eine Gruppe von Menschen ausmacht.

Stelle dir vor, du müsstest jemand anderes zeigen, wer du bist. Um das zu tun, kannst du eine Fahne gestalten. Auf dieser Fahne findet man das, wofür du stehst, was dich ausmacht, was das besondere an dir und deinem Leben ist. Welche Menschen, Gegenstände, Orte, Tiere, Beschäftigungen, Aktivitäten usw. sind dir wichtig, magst und machst du gern? Welche Dinge bedeuten dir etwas? Kurz: Was ist dir so wichtig, dass du es dir auf die Fahne schreiben würdest?

2. Die Fahne gestalten

Es gibt viele Möglichkeiten, eine Fahne zu gestalten. Stoffe, Tücher, Bettlaken, Abdeckplanen, Pappen oder Teppiche können der Untergrund für die Ideen sein. Mit Vollton- oder Wasserfarben, Wachsmalern, Bunt- und Filzstiften, Fingerfarben oder Kohlstiften kann gezeichnet und gemalt werden. Es gibt Fahnen mit Griffen oder Stielen, während andere an einer Leine von der Decke herab hängen und wieder andere mit der Hand gehalten und geschwenkt werden. Kleine Papierfahnen für Käse-Weintrauben-Sticker können als Vorlage dienen oder großdimensionierte Stoffbahnen, die hinter Flugzeugen gezogen werden. Dazwischen bewegen sich die unterschiedlichen Formate und Größen, je nach Einsatz und Hintergrund.

In der Arbeit mit Kindern hat sich als sinnvoll erwiesen, zunächst Entwürfe zu den Fahnen auf Papier erstellen zu lassen. Zuvor bespreche ich die möglichen Motive für eine Fahne, frage und entwickele Ideen, das auszudrücken, was jedes einzelne Kind ausmacht und ihr Leben bedeutet. Diese Dinge werden dann als symbolischer Entwurf gezeichnet. Dabei stellt sich schnell heraus, in welchem Format und welcher Größe die Fahne später aussehen soll. Dazu benutze ich Papierrollen, die es in der Farbenabteilung der Baumärkte zu kaufen gibt. Sie sind bis zu 150 cm breit und besitzen 20 Metern Länge.

Aber auch großformatiges Papier kann für die Entwürfe genutzt werden.

Dann werden die Entwürfe auf den entsprechenden Untergrund übertragen. Meist benutze ich einen dünnen Nesselstoff, der in der gleichen Größe wie der Entwurf geschnitten wird. Das Stoffstück wird dann auf den Entwurf gelegt. Mit einem schwarzen Wachsmalstift werden die Umrisse des Entwurfes auf den Nesselstoff übertragen. Dabei ist es ratsam, die Konturen der zuvor gezeichneten Entwürfe nochmals mit schwarzem Wachsmaler zu verdeutlichen, damit sie gut sichtbar durch den Stoff scheinen.

Wenn die Fahne aus Pappe sein soll, wird der Entwurf auf ein gleich großes Pappstück gelegt und mit einem schmalen Holzstück nachgezeichnet, damit sich die Konturen in die Pappe drücken. Die Vertiefungen werden mit einem Stift oder schwarzen Wachsmaler nachgezeichnet.

Sobald der Entwurf auf die Fahne übertragen ist, kann diese ausgemalt werden. Dabei entstehen verschiedene Effekte, je nach Farbe, die genutzt wird. Volltonfarben decken gut, versteifen allerdings den Stoff, sobald sie trocken sind. Wasserfarben decken weniger gut, haben aber eine interessante Aquarellwirkung und lassen das Sonnenlicht durchscheinen, falls die Fahne später vor ein Fenster gehängt werden soll. Wachsmalstifte sind mühsam aufzutragen, dafür besitzen sie eine besondere Leuchtkraft. Allen Wirkungen und Handhabungen voran gestellt sollte der Wunsch des jeweiligen Kindes nach dem Material stehen. Es gibt Kinder, die gerne mit Wasserfarbe malen, während andere auf Wachsmalstifte schwören usw.. Hier, wie überall im Rahmen des kreativen Gestaltens, können wir darauf vertrauen, dass Kinder wissen, womit sie am besten arbeiten.

3. Wohin mit der Fahne?

Die Frage beantwortet jeder für sich. Antworten sind in den Erzählungen der Kinder zu finden:

Burak weiß, dass seine Fahne unbedingt ins Wohnzimmer muss, weil sie seine Familie als Gruppe unter dem Halbmond und der Sichel zeigt.

Katja hat ihren Hasen mit einer großen Möhre auf die Fahne gemalt und möchte die Fahne in ihrem Garten aufstellen, da, wo der Hase vor einigen Tagen begraben wurde.

Mirko's Fahne zeigt ein Motorrad, über dem die Worte Polizeiclup *stehen. Er möchte sie über dem Holzhaus des Spielplatzes im Wind wehen sehen, weil er sich dort mit seinen Freunden, den Mitgliedern vom selbst gegründeten* Polizeiclup, *trifft.*

Christopher hat einen Löwen gemalt. Der Löwe zeigt sein Sternzeichen und dass er so stark wie ein Löwe sein will. Die Fahne soll über seinem Bett hängen, damit sie ihn nachts beschützt.

Während eines Schulprojektes, bei dem auch Fahnen entstanden, entschieden sich die Kinder, ihre Fahnen auf einer Leine durch den Flur zu spannen. Die Besucher betrachteten die Werke und konnten auf darunter angebrachten Tafeln lesen, was die einzelnen Fahnen den jeweiligen Kindern bedeuten:

Ich möchte ein Fischerforscher sein, weil ich gut tauchen kann. Ich möchte auch Pflanzen sehen und vielleicht Perlen in Muscheln entdecken oder Steine finden, die kostbar sind. Dann kaufen wir ein großes Haus und Papa hat keinen Stress mehr.

Auf meiner Fahne ist eine Reiterin. Das bin ich. Auf Pferden zu reiten, sie zu putzen und zu füttern, macht mir großen Spaß. Die Freundschaft zu einem Pferd macht mich fröhlich. Pferde schimpfen nicht.

Ich schwimme gerne und habe ein Schwimmbad gemalt. Wenn ich erwachsen bin, werde ich Schwimmlehrerin. Ich möchte Kindern beibringen zu schwimmen. Und ich möchte die beste Schwimmerin im Universum sein. Eines Tages möchte ich auch in Hollywood Schwimmlehrerin sein. Ich möchte, dass viele Kinder wie ich schwimmen lieben, um vielleicht später einmal Leben zu retten, wie ich auch schon mal im Wasser gerettet wurde.

Ganz gleich, was Kinder gestalten, sie teilen etwas von sich mit: Kleine Geschichten und kindliche Dramen, Anekdoten, bedrückenden Berichte und herzerweichende Wahrnehmungen auf die Welt. Wenn die Kinder ihre gestalteten Werke mit nach Hause nehmen oder als Objekt einer Ausstellung zur Verfügung stellen, versuche ich sie dabei zu unterstützen, dass sie mit ihren Gestaltungen nicht auf Ablehnung stoßen. Denn immer wieder kommt es vor, dass Eltern kein Verständnis für die stolz gezeigten Ergebnisse aufbringen, sich darüber lustig machen oder sie teilweise sogar in den Müll werfen. Wenn möglich, spreche ich mit den Eltern bzw. informiere sie bei den Ausstellungen darüber, dass es sich bei den Werken ihrer Kinder um ernst zu nehmende Erzeugnisse handelt. Kinder brauchen positive Rückmeldungen, vor allem von ihren Eltern, aber auch von Lehrern, Erziehern und anderen sie umgebenden Personen.

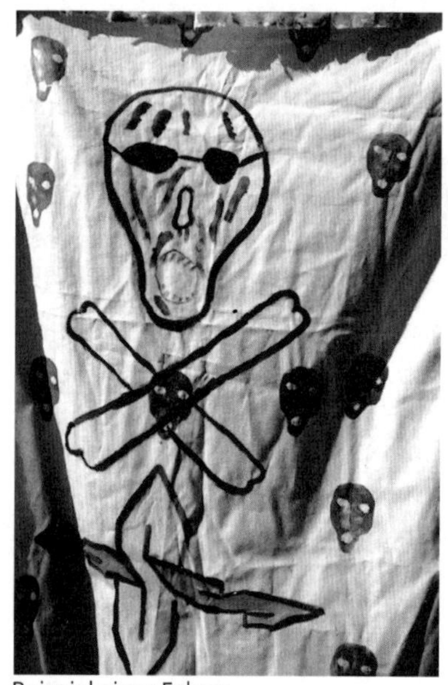

Beispiel einer Fahne

Material:

- Nesselstoff, Tücher, Bettlaken, Abdeckplanen, Pappen, Teppiche
- Vollton- oder Wasserfarben
- Pinsel, Wasserbecher
- Schwämme (zum flächigen Verteilen von Farben)
- Wachsmal-, Bunt-, Filz- oder Kohlestifte
- Fingerfarben
- Holzstiele
- Papierrollen und Papier
- Heißklebepistole

Stempel

1. Welchen Stempel will ich der Welt aufdrücken?

Am Anfang stehen wieder die allgemeinen Informationen über Stempel. Meist erzähle ich, dass Könige Stempel besaßen, mit denen sie ihr Zeichen in flüssigen Wachs drückten. Oder dass es in Japan Stempel gibt, die den Wert eines Ausweises haben und wichtige Informationen über den jeweiligen Stempelbesitzer geben.

Wenn wir einen Stempel mit unserem Namen und der Anschrift anfertigen lassen, kann alles, was einen Untergrund besitzt, damit bestempelt werden. Wichtig ist bei den Stempeln, was sie zeigen.

Was zeigt dein Stempel? Mit welcher Information von dir willst du die Oberflächen der Welt bedrucken? Wofür könntest du einen Stempel gebrauchen? Welche Dinge, Zeichen, Symbole, Worte oder Bilder soll dein Stempel enthalten?

2. Den Stempel fertigen

Eine leichte und effektive Art, einen Stempel zu fertigen, ist die Variante aus Moosgummi. Dabei wird das Bild des Stempels auf ein Stück Moosgummi gezeichnet, dieses ausgeschnitten und auf ein entsprechend großes Trägerstück aus Holz, Stein, Metall oder Pappe geklebt. Die Stempel können dann mit einem Stempelkissen oder mit Wasserfarbe bestrichen werden.

Auch Gummi- oder Linolplatten können verwendet werden. Andere Materialen zur Herstellung der Stempel können Kartoffeln, Pappen, Specksteine, gebrannter Ton oder Holz sein.

Die Träger der Stempelbilder eignen sich auch zur Gestaltung und verleihen den Stempeln einen sichtbaren Wert. Meist schreiben die Kinder ihren Namen auf die Oberseite der Stempel oder zeichnen darauf das Bild, das der Stempel zeigt.

3. Was bestempelt wird

An dieser Stelle kann ich berichten, dass die Kinder meiner Kurse in verschiedener Weise mit den Stempeln umgehen. Manche nutzen sie als Unterschrift, wenn sie Bilder gemalt haben. Andere gestalten aus den verschiedenen Stempeln wieder neue Bilder, indem sie die einzelnen Symbole zeichnerisch verbinden. Es entstehen ganze Sammelbilder mit den Stempeln der anderen Kinder. Auch Briefpapier und Briefumschläge wurden mit den Symbolen der Stempel erstellt. Ein Junge druckte jedem seiner Schulhefte seinen Stempel auf. Für andere dienen die Stempel als Tätowierung oder gegenseitiger Freundschaftsbeweis. Eine Gruppe Jungs bestempelte einen Fußball mit Totenköpfen und ein Mädchen fertigte das Alphabet und druckte kleine Geschichten damit.

Hagen hat drei Stempel gefertigt. Sie zeigen ein lachendes, ein neutrales und ein schlecht gelauntes Gesicht. Seine Lehrerin verteilt für die verschiedene Dinge des Schulalltages ähnliche Stempel, wenn sie die Kinder loben oder tadeln will. Als ich einige Tage später in die Schule zurück komme, berichtet mir Hagens Lehrerin, dass er ihr seitdem regelmäßig kleine Zettel am Ende des Schultages auf ihr Pult legt, auf denen jeweils eines der drei verschiedenen Gesichter zu sehen ist. Dies ist Hagens Möglichkeit, seiner Lehrerin zu sagen, wie ihm ihr Unterricht an dem entsprechenden Tag gefallen hat.

Variante:

Die voran gemachten Beschreibungen galten bislang für Einzelarbeiten. Als Varianten dazu gibt es Fahnen und Stempel von Gruppen, die das Besondere einer Gruppe darstellen. Die Methode und die Technik zu Herstellung der Fahnen und der Stempel bleiben die gleiche, jedoch werden die Entwürfe dazu gemeinsam entwickelt. Dabei stellt sich die Frage, was die Gruppe oder Schulklasse besonders auszeichnet, was ihr gemeinsames Thema ist, durch welche Eigenschaften sie sich von anderen Gruppen unterscheidet.

Diese Variante stärkt den Zusammenhalt, schafft ein Wir-Gefühl und kann auch die am Rande stehenden Gruppenmitglieder integrieren. Wichtig ist dabei, dass alle Stimmen der Gruppe in der Gestaltung der Fahnen und Stempel sichtbar werden können, damit diese Arbeit keine weitere Ausgrenzung anderer begünstigt.

Diese gruppendynamische Einheit setzt eine umfangreiche Vorbereitung und Besprechung der Entwürfe voraus, die nicht selten auf Konflikte stößt, die in der Gruppe bestehen, sei es, weil eine Schulklasse durch eine ihr fremde Person verunsichert ist und erneut die ihr bekannten Grenzen hinterfragt oder weil eine neue Gruppe sich erst finden muss und in die konfliktreiche Phase der Gruppenklärung gekommen ist. Davon sollte man sich nicht abhalten lassen und mit Geduld versuchen, ein gemeinsames Ergebnis zu finden. Wenn es einmal gar nicht hinhaut, können Kleingruppen gebildet werden, die entsprechende Werke herstellen.

Material:

- Für das Stempelbild:
  Moosgummi-, Hartgummi- oder Linolplatten, Kartoffeln, Pappen, Specksteine, gebrannter Ton oder Holz
- Für das Trägerstück:
  Holz, Stein, Metall oder Pappe.
- Stempelkissen oder Wasserfarbe
- Papier und Stifte

16

Versteckbilder

Meine Welt hat geheime Orte

(ab 4 Jahre)

„Was ist hinter der Tür?"

Mit dieser Frage inspiriert mich Pascal zu den Versteckbildern. Wir stehen vor einer Tür, die immer abgeschlossen ist. Gemeinsam fantasieren wir, was sich dahinter verbergen könnte. Pascal ist pragmatisch. Er vermutet Putzzeug dahinter. Oder das Werkzeug vom Hausmeister? Vielleicht die Stühle der Aula? Oder ein Ungeheuer?

Im Kunstraum zeichnet Pascal die große Tür, schneidet sie so aus, dass er sie auf und zu klappen kann und klebt das eine Blatt auf ein weiteres Blatt. Jetzt kann die Tür geöffnet werden und sofort öffnen sich auch seine Ideen. Er zeichnet schnell. Als das Bild fertig ist, zögert er für einen Moment. Ich versichere ihm, dass er mir das Bild nicht zeigen muss. Dann schiebt er mir das Blatt zu. Ich öffne die Türe und sehe im dahinter liegenden Raum Pascal, unverkennbar mit Brille und Lockenkopf, auf einer Kiste sitzend und Süßigkeiten essend!

Bei Schulkindern hilft eine hochkant gestellte Federmappe, die Neugierde des Tischnachbarn auf das eigene Heft zu blockieren bzw. den persönlichen Raum aufzuzeigen und zu wahren. Gardinen und Vorhänge verbergen die Sicht in Wohnungen, getönte Scheiben hindern den Blick ins Auto und Scheuklappen sollen Pferde vor ablenkenden Bewegungen schützen. In unseren Wohnungen und Häusern gibt es Schränke, Kisten, Dosen, Schachteln in denen das ist, was nicht ständig gesehen werden soll. Den Blicken entzogen sind die Keller und Dachböden und besonders interessant sind verschlossene Türen und Kammern, hinter denen alles Mögliche versteckt sein kann.

Verstecke fördern die Neugierde, der Blick durchs Schlüsselloch, die Erkundung verbotener Räume, der hastige Blick in Handtaschen und Koffer oder die heimliche Sichtung persönlicher Zeugnisse wie z. B. Tagebücher oder Briefe.

Was auch immer hinter einer verschlossenen Tür verborgen ist, es wird umso spektakulärer, sobald wir unsere Fantasie spielen lassen. Dabei teilen diese Fantasien meist mehr über uns selbst als über die wirklichen Dinge mit. Und genau das ist die Logik, die bei den *Versteckbildern* zum Tragen kommt: das Spiel mit der Spekulation, die von unserem Innenleben erzählt.

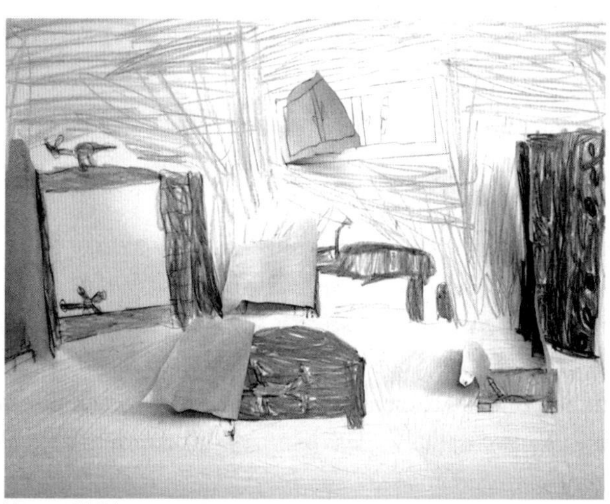

Versteckbild

1. Welche Verstecke gibt es?

Zu Beginn ein kleines Brainstorming: Welches Versteck kennst du? Schau dich einmal um. Entdeckst du welche? Der Schrank, die Schachtel oder der Kasten an der Wand. Wenn du an dein Zimmer denkst, was gibt es dort für Gegenstände oder Orte, in und hinter denen sich etwas verstecken lässt? Was zeichnet ein besonders gutes Versteck aus? Muss es unauffällig oder gesichert sein? Und was kann alles versteckt werden? Oder wer und was lassen sich verstecken? Hast du dich schon einmal versteckt? Oder gibt es Dinge in deinem Leben, die du am liebsten verstecken würdest, die du keinem zeigen willst?

Zunächst bespreche ich das Phänomen des Versteckens und frage die Kinder nach Verstecken, die es in der Klasse, auf dem Schulweg oder bei ihnen zu Hause gibt.

2. Was ist ein Versteckbild?

Wenn ich mit *Versteckbildern* arbeite, habe ich immer einige fertig gestaltete Bilder dabei. Das Prinzip der *Versteckbilder* leuchtet den Kindern schnell ein und sie sind begierig darauf, selber welche zu machen. Manche kennen das Prinzip aus Bilderbüchern oder als Weihnachtskalender. Bei der therapeutischen Arbeit ist es wichtig zu erwähnen, dass die Verstecke nicht entblößt werden müssen. Dieser geschützte Gestaltungsrahmen hilft den Kindern, ihre Geheimnisse, die belastenden Erlebnisse oder bedrückenden Situationen hinter die Türen, Fenster, Deckel, Schachteln usw. zu zeichnen.

Um eine größere Sicherheit oder Spannung für die zu versteckenden Dinge zu erhalten, zeige ich den Kindern verschiedene Möglichkeiten, ein *Versteckbild* anzufertigen:

- Ein einzelnes Fenster oder Deckel, eine Klappe oder Tür wird ins Zentrum des Bildes gezeichnet und dann so aufgeschnitten und auf ein zweites Papier geklebt, dass es geklappt werden kann. Dahinter verbirgt sich das zu versteckende als Bild, Zeichnung oder Foto.
- Eine Szenerie (Zimmer einer Wohnung, Fassade eines Hauses, eine Landschaft u.a.m.) wird auf ein Papier gezeichnet. Die einzelnen Verstecke werden in der oben beschriebenen Weise ausgeschnitten und das Blatt wird auf ein weiteres Blatt geklebt.

- Hinter den oben beschriebenen Verstecken verbergen sich weitere Verstecke: Hinter der Tür ist eine weitere Tür, öffnet sich das Fenster, sieht man eine Landschaft mit aufklappbaren Büschen und Bäumen. Wenn die Kinder erst einmal die Vielschichtigkeit der Verstecke entdecken, entsteht ein wahrer Korridor an Klappverstecken, ähnlich der Russischen Puppe in der Puppe.

3. Versteckbilder gestalten

Bei der Umsetzung der *Versteckbilder* ist es ratsam, einige Blattformate anzubieten und die Kinder zum Experimentieren aufzufordern. Meist erfreuen sie sich zunächst ob der spannenden Methode und versuchen sich gegenseitig mit Monstern oder anderen Schockern zu überraschen. Für die therapeutische Arbeit ist es gut, wenn die erste Begeisterung „abgearbeitet" wird, damit danach die anderen Dinge, die von den Kindern versteckt gehalten werden, Gestaltung finden. Aber auch in den ersten Ergebnissen, die spaßig bis albern ausfallen, sind bereits so viele Gesprächsanlässe enthalten, dass die Einheit nicht nur oberflächlich ist. Außerdem: ein lustig-spielerischer Umgang ist immer zu empfehlen! Das regt die Fantasie und den Ideenreichtum der Kinder an und fordert die anderen heraus, sich selber spannende Verstecke auszudenken.

Im Weiteren mache ich die Kinder darauf aufmerksam, dass es auch Dinge gibt, die man nicht so gerne zeigt. Wenn ihnen etwas derartiges einfällt, können sie es zeichnen oder malen und es so verdecken und verschließen, dass es niemand sehen kann. Auch ist zu überlegen, ob sich das Geheimnis hinter der eigenen oder einer fremden Tür verbirgt, ob es vielleicht sogar in einem anderen Haus oder ganz woanders, zum Beispiel hinter einem Baum oder in einem Keller, zu finden sei.

Die meisten Kinder nehmen die Aufgabe sehr ernst und geben sich Mühe, die geheimen Bilder vor den Blicken der anderen zu schützen.

Letztlich überlege ich mit den Kindern, wo der sicherste Ort für die Bilder sei (ein weiteres Versteck), und es wird das gegenseitige Versprechen gegeben, die Geheimnisse der anderen zu respektieren.

Nicht alle Kinder wollen ihr Geheimnis lüften. Wenn sie es doch möchten, brauchen es einen geschützten Rahmen, in dem sie entweder der Lehrerin, ihren Freunden oder mir davon erzählen können. Dort erfahre ich von Dingen, die sie bedrückten oder verunsicherten.

Sven hat Mark einige Spielkarten gestohlen und weiß nicht, wie er sie zurückgeben kann. Jan berichtet von seinen Zahnschmerzen und dass er sie geheim hält, weil er Angst vorm Zahnarzt hat. Jasmin hat vor einigen Tagen einem Schmetterling die Flügel ausgerissen und fühlt sich seitdem schuldig, traut sich aber nicht, davon zu sprechen. Paul will nicht zugeben, dass er sich vor der langen Autofahrt in den Urlaub fürchtet, da sie jedes Mal durch einen langen Tunnel führt. Kim hat Angst vor der weiterführenden Schule. Kathi widerstrebt die Vorstellung, während der Ostertage mit ihrer Oma in einem Zimmer schlafen zu müssen, weil diese im Schlaf schmatzt, schnarcht und spricht.

Zu den Erlebnissen gehören Dinge, die die Kinder bereits seit einiger Zeit beschäftigten und die sie aus verschiedenen Gründen nicht erzählen wollen oder können. Ich höre von der Angst vor den anderen Kindern oder der Wut auf die eigenen Eltern. Was immer die Geheimnisse sind, die mitgeteilt werden, es tut den Kindern gut, dass sie diese auf diesem Wege loswerden können.

Material:

- Papier (A3 + A4)
- Wachsmaler, Filzstifte, Buntstifte und/oder Wasserfarbe
- Schere
- Klebestift

17

Pokale

Ein Pokal für...
(ab 7 Jahre)

Brian ist ein gewitzter und kluger Junge, der aber oft im Unterricht fehlt, meist keine Hausaufgaben gemacht hat und verschmutzte Kleidung trägt. Alle Gespräche zwischen der Lehrerin und der alkoholkranken Mutter verliefen bisher ergebnislos. Es gelingt ihr nicht, sich um den Jungen zu kümmern. Eine Familienhilfe unterstützt die beiden seit kurzem, doch die Situation hat sich kaum geändert. Der Junge steht sicht- und spürbar zwischen den Stühlen, will seine Mutter stützen und versucht, es auch der Lehrerin recht zu machen und sein Bestes zu geben, allerdings in beiden Fällen ohne Erfolg. Wenn Brian am Nachmittag in meiner Kunstgruppe ist, rücken die anderen Kinder von ihm ab und meiden ihn. Wenn ich versuche, das Verhalten der anderen Kinder zu unterbinden, sagt Brian, dass er sie verstehe und dass er an ihrer Stelle auch nicht mit sich spielen würde. Es ist kaum zu ertragen und ich versuche ihm durch Lob und Anerkennung seiner Gestaltungen Stolz und Selbstachtung zu geben. Brian gefallen seine eigenen Bilder zwar, doch macht er kein Hehl daraus, dass Sergej sorgfältiger, also besser zeichnet. Als ich ihm Mut machen will, sich selbst und seine Schätze anzunehmen, unterbricht er mich und sagt, er wisse jetzt, warum ich immer ein gutes Wort für ihn habe: Weil ich wisse, dass es ihm ein gutes Gefühl bereitet, wenn ich ihn lobe. Dennoch soll ich die Bilder von Sergej mehr loben, dem täte das bestimmt genauso gut.

Die meist gestellte Frage in meinen Kursen lautet: „Ist das schön?"

Was soll man darauf antworten?

Oft stelle ich die Gegenfrage: „Ist es schön für dich?"

Aber das genügt nicht immer, denn die Kinder möchten wissen, was *ich* darüber denke, und vor allem möchten sie eine ehrliche Antwort, in der gleichzeitig Anerkennung und Lob enthalten ist. Wenn ich ihre Bilder lobe, dann beziehen sie das oft auf sich, fühlen sich besser, empfinden die Anerkennung auf ihre Person gerichtet. Dabei entlarven sie ein unbegründet ausgesprochenes Lob genauso, wie sie erkennen, wenn ich überall gleiches Lob ausspreche. So verliert das zuvor ausgesprochene an Gewicht, was besonders da, wo ich therapeutisch arbeite, nicht angezeigt ist. Mit anderen Worten: Wenn ich die Frage beantworte und alles „schön" nenne, nehme ich dem Lob seine positive Kraft und mache alles beliebig, vor allem die Beziehung zu den einzelnen Kindern.

Selbstverständlich gibt es Unterschiede zwischen einzelnen Gestaltungen, aber darauf kommt es mir nicht an. In der therapeutischen Arbeit gelten mir die Gestaltungen als Ausdruckmöglichkeit für inneres Erleben und für das, was mit Worten nicht ausgedrückt werden kann.

Lob und Anerkennung sind wichtig. Und wenn ich danach gefragt werde, muss ich eine entsprechende Antwort geben. Das dahinter stehende Bedürfnis ist Kontakt zu mir. Was aber, wenn – wie in Brians Fall – ein Lob nicht angenommen werden kann, wenn das Selbstwertgefühl so angekratzt ist, dass nährender Kontakt abgeblockt wird und die Skepsis bereits zu groß geworden ist? Diese Fragen stellen sich besonders in Hinblick auf größere Gruppen oder Schulklassen, wo individuelles Arbeiten eher schwierig ist, weil zu viele gleichzeitig etwas wollen. Doch auch in der einzeltherapeutischen Arbeit treten diesen Schwierigkeiten auf.

In der Auseinandersetzung mit diesen Fragen entstand die Idee, Pokale zu gestalten. Auszeichnungen, bei denen jemand einen anderen oder sich selbst für Wesenzüge, Fähigkeiten, Eigenschaften, Einstellungen oder Taten lobt und anerkennt.

Einen Pokal bekommt, wer einem anderen bei etwas geholfen hat, wer in einer Sache Besonderes erbracht hat, wer durch etwas heraus ragt, das ihn einzigartig und unverwechselbar macht. Man kann jemanden auszeichnen, weil man ihn einfach mag. Oder weil man möchte, dass dieser Mensch sich besser fühlt. Streitschlichter werden gekürt, aber auch Mutige, Schnelle, Langsame oder Ruhige. Die Lauten erhalten genauso einen Pokal wie die Zaghaften, die Wilden wie die Zahmen. Was zählt, ist ein überzeugender, nachvollziehbarer Grund.

Gründe zum Erwerb und der Vergabe von Pokalen gibt es viele, so viele, wie es Kinder gibt. Wer einen Pokal erhält, muss sich darauf verlassen können, dass es sich dabei um etwas Angenehmes, Positives, Bestärkendes oder Ermutigendes handeln wird. Ein Pokal ist eine Ehrung, vor allem für die Gefühle, für das Herz oder die Seele.

Firat zeichnet Hussein dafür aus, dass er für die Mannschaft wunderbare Tore schießt. Iris bedankt sich bei Florian, dass er ihr immer mit Klebestiften, Farben und der Schere aushilft. Katharina gibt ihrer Freundin Gisem einen Pokal, weil sie jeden Morgen auf sie wartet, wenn sie zur Schule geht. Und Mirko dankt seiner Mitbewohnerin Saskia mit einem Pokal für ihre Geduld, wenn er seine Ausraster bekommt.

1. Wozu eigentlich Pokale?

Zu Beginn der Einheit bespreche ich mit den Kindern, was sie von Pokalen und deren Sinn wissen, ob sie schon welche gesehen haben, vielleicht sogar einen besitzen oder jemanden kennen, der einen hat. Dann stelle ich ihnen die Idee vor, für jemanden einen Pokal zu bauen. Wofür kann man einen Pokal bekommen? Was gehört dazu, dass jemand einen solchen erhält?

Diese Phase sollte gründlich behandelt werden, auch ist es wichtig, dass die Kinder den Sinn verstehen, damit spätere Enttäuschungen erspart bleiben. Denn wer möchte schon einen Pokal in die Hand gedrückt bekommen, für dessen Sinn der Aussteller und Erbauer keine Worte und Gründe hat – das wäre ein leeres Lob mehr.

Als nächstes entscheidet der Zufall. Es werden die Namen der Kinder auf kleine Zettel geschrieben, die Zettel gefaltet und in einer Los-Schachtel gesammelt, dass jeder einen heraus ziehen kann. Das Kind, dessen Name gezogen wird, erhält dann später vom Zieher einen selbst gestalteten Pokal.

Spätestens jetzt brauchen manche Kinder Hilfe, denn sie sollen überlegen, wofür sie jemanden auszeichnen können. Vielleicht fallen ihnen keine Gründe ein oder sie empfinden die genannten Gründe als zu wenig, während andere nicht mitteilen wollen, was sie für jemanden empfinden.

Frauke mag Pascal, weil der auch mit Mädchen spielt. Aber ist das ein genügender Grund für einen Pokal? Und Sabrina weiß von Burak nur, dass er viele Pokemonkarten besitzt und beim Spiel oft Gewinner ist. Aber reicht das für einen Pokal?

Manche Klassen oder Gruppen sind mit dieser Aufgabenstellung überfordert. In diesen Fällen sollte vorher ein anderes Setting überlegt werden. Varianten sind:

- Es wird für den jeweiligen Tischnachbarn ein Pokal gebaut.
- Bei kleineren Gruppen können sich die Kinder selbst für jemanden entscheiden, wobei keine Doppelungen auftreten sollen.
- Jeder gestaltet seinen eigenen Pokal.

2. Pokale bauen

Wenn die Inhalte und Hintergründe geklärt sind, begeben sich die Kinder ans Gestalten. Um sie in ihren Ideen nicht einzuschränken, aber dennoch eine Vielzahl an Möglichkeiten aufzuzeigen, stelle ich ihnen zunächst anhand von Bildmaterial verschiedene Pokale vor. Meist handelt es sich dabei um Gefäße. Aber es gibt auch skulpturale Pokale (Oskar, Goldene Kamera, usw.). Ganz gleich, für welche Art von Pokalen die Kinder sich entscheiden, die Technik zum Bau eines solchen sollte möglichst einfach sein. Dazu wird als erstes die Form des Pokals gefertigt. Plastikbecher, Pappen und Schachteln werden derart zusammen gebracht, dass sie eine von selbst stehende Form ergeben und bereits an Pokale erinnern. Im zweiten Schritt erhalten die Gebilde eine Haut aus Pappmaché. Dazu wird Zeitungspapier mit Kleister bestrichen und in kleineren Stücken auf die zuvor gestaltete Form geklebt, wie eine zweite Haut.

Ist der ganze Pokal mit Kleisterpapier beklebt und eingepackt, müssen die Pokale ein bis zwei Tage trocknen und können dann farblich gestaltet werden. Auch hier ist der Sinn und Hintergrund eines Pokals zu bedenken. Wer erhält wofür den Pokal? Kann zur Verdeutlichung ein Schriftzug aufgebracht werden, ein Bild oder ein Relief? Erhält der Sockel eine Erklärung, einen Namen oder einen Titel?

3. Die Ehrung

Erst wenn alle Pokale fertig gestaltet wurden, sollen sie überreicht werden.

Und da sie für etwas Besonderes, nämlich für etwas Persönliches gefertigt wurden, braucht die Verleihung auch einen besonderen und persönlichen Rahmen. Dafür kann ein Tisch mit einer Decke geschmückt werden. Blumen, Dekoration und Licht sind unterstützende Mittel, um einen feierlichen Rahmen zu verleihen und die Konzentration auf die festliche Atmosphäre zu lenken. Die überreichenden Kinder sollten den Grund für den Pokal nennen, wenn möglich mit Worten oder aber auch auf einem kleinen Zettel bzw. einem Brief oder einem gestalteten Zertifikat.

Es ist rührend zu erleben, welch besondere, beinahe heilige Stimmung bei der Übergabe der Pokale entsteht. Die innewohnende Bedeutung erhält ein größeres Gewicht, wird gewichtiger und seriöser. Wer für eine persönliche Eigenschaft geehrt wird, fühlt sich anerkannt und gelobt. Positives wird nicht einfach und selbstverständlich hingenommen, es erhält einen Wert. Stolz und Wertschätzung können wachsen.

Brian erhielt von der gesamten Kunstgruppe einen Pokal. Während der Vorbereitungen für das Schulfest hatte er sich als geschickter Handwerker und hilfsbereiter Mitschüler „entpuppt", was die anderen Kinder zu schätzen wussten. Da sie die Arbeit mit Pokalen bereits im Vormittagsunterricht kennen gelernt hatten, kamen sie von alleine auf die Idee, Brian mit einem solchen zu ehren. Unnötig zu erwähnen, wie ich mich in dieser Situation fühlte. Eine Sternstunde!

Variante:
Denkmäler

Anstelle von Pokalen können auch figurale Ehrungen in Form von Denkmälern gestaltet werden. Dabei verändert sich der abstrakte Charakter eines Pokals zugunsten einer konkreten, menschenähnlichen Form, was der Identifikation dient.

Ein Denkmal (als Figur) zeigt eine Person, stellt einen Menschen als Figur auf einen Sockel, erhöht diesen und verdeutlicht dadurch dessen besondere Bedeutung.

1. Das Denkmal bauen

Aus Zeitungspapier werden die einzelnen Körperteile durch Knautschen geformt und mit Kreppband umwickelt. Diese Körperteile werden dann mit Kreppband verbunden, so dass eine Figur entsteht. Um die Figur stabil zu machen, wird sie mit Kleisterpapier (Zeitungsschnipsel und Kleister) beklebt. Sobald der Kleister getrocknet ist, kann die Figur bemalt werden.

Für den Sockel können mehrere Dinge gewählt werden, z. B. Steine, Becher, Pappschachteln, Gläser, Backsteine u.v.m. Der Sockel kann wieder mit Kleisterpapier umklebt und bemalt werden,

Schließlich wird die Figur, also das Denkmal auf dem Denkmalssockel befestigt, bestenfalls mit einer Heißklebepistole.

Material:
- Plastikbecher, Pappschachteln, Verpackungen, Pappe, u.ä.
- Kleber
- Kleister und Kleisterwanne
- Zeitungspapier
- Farben und Pinsel

Für das Denkmal:
- Kreppband
- Gegenstände für den Sockel,
  z. B. Steine, Becher, Pappschachteln, Gläser, Backsteine usw.

18

Bildergeschichten

(M)Eine Bildergeschichte

(ab 6 Jahre)

Merle erzählt mir nach den Sommerferien, dass sie den Urlaub mit ihrer Familie in der Türkei verbracht hat. Mir fällt auf, dass das ansonsten so lebensfrohe Mädchen nach den Ferien stiller ist. Die anderen Kinder platzen geradezu vor Energie und Freude, weil sie sich nach sechs Wochen wiedersehen und viel zu erzählen haben. Ich schlage der Klasse vor, die Ferienerlebnisse zeichnend zu gestalten. Merle entscheidet sich, den Urlaub als eine Bildergeschichte zu zeichnen. In acht gleichmäßigen Kästchen sieht man: Die Abfahrt im vollen Auto; die Rast auf Decken am Autobahnrand; das Haus des Onkels; das Leben am Strand; die Feier im Dorf; die Rückfahrt; wieder Rasten neben der Autobahn; schließlich die Ankunft zu Hause. Mir fällt auf, dass auf der Hinfahrt eine Person mehr zu sehen ist, als auf dem letzten Bild. Merle berichtet, dass ihr Bruder bei dem Onkel in der Türkei geblieben ist und sie ihn sehr vermisse.

Die Idee zu den *Bildergeschichten* entstand während der Skizzenphase der *LebensBühnenBilder* (siehe Kapitel 12 „LebensBühnenBilder") , als ich von einzelnen Kindern gefragt wurde, ob sie auf der Rückseite des Blattes oder auf neuen Blättern noch mehr und ergänzendes zeichnen können. Manchen fiel es schwer, sich auf eine Szene oder ein einziges Bühnenbild zu beschränken oder die darzustellende Erinnerung, Situation oder Empfindung mit allen Facetten dreidimensional zu gestalten. Als ich feststellte, dass es Kindern Freude bereitet, eine Geschichte in gezeichneten Bildern zu erzählen, experimentierte ich damit und nahm dies dann als *Bildergeschichten* in mein Methodenrepertoire auf.

Die Formate der *Bildergeschichten* wählen die Kinder selbst. Dabei können drei Grundvarianten genannt werden:

- Der Verlauf der Geschichte/Situation ist auf *einem* Blatt dargestellt (wie die Skizze zu den *LebensBühnenBildern*)
- Ein Blatt wird in mehrere Kästchen oder Bereiche unterteilt (ähnlich einem Comic)
- Auf mehreren, einzelnen Blättern wird in verschiedenen Bildern eine Geschichte erzählt.

Bildergeschichten eignen sich zur genaueren und intensiveren Erinnerung und Erkundung erlebter Situationen. Das besondere daran ist die innehaltende Betrachtung dessen, was die einzelnen Teile, Szenen oder Begebenheiten beinhalten. Auch wenn die Darstellung auf einem Blatt geschieht, haben die Bilder einen Ablauf, eine chronologische Reihenfolge des Dargestellten. Bei den Comics oder mehrseitigen Bildergeschichten ist das durch die aufgeteilte Darstellung ohnehin sichtbar.

Der Inhalt des Erlebten erhält eine vertiefende Bedeutung. Nicht selten werden Details sichtbar und treten für den Betrachter in den Vordergrund, die ansonsten „unter den Tisch gefallen" wären, weil sie in den mündlichen Berichten nicht wichtig erscheinen bzw. selbstverständlich in Kauf genommen werden.

Können Kinder von ihren Erlebnissen berichten, führt das oft zu einer Veränderung in ihrem Verhalten. Je nach ihrem familiären Hintergrund laufen sie oft sehr lange mit bedrückenden Erlebnissen herum, die sie niemandem mitteilen können. Wenn ihnen Angebote zum Erzählen gemacht werden, nehmen sie diese in der Regel an, ganz gleich wie wichtig oder unwichtig uns das von ihnen Berichtete erscheinen mag. Dabei höre ich Geschichten von gestorbenen Haustieren, ärgernden Geschwistern, Erfolgen im Sportverein, Unfällen, Krankheiten oder Verletzungen. Es tut gut zu sehen, wie sich der Druck von Kindern nimmt, wenn sie endlich berichten können, wofür sie anderswo kein Gehör bekommen, weil sie mit ihren Themen einsam sind.

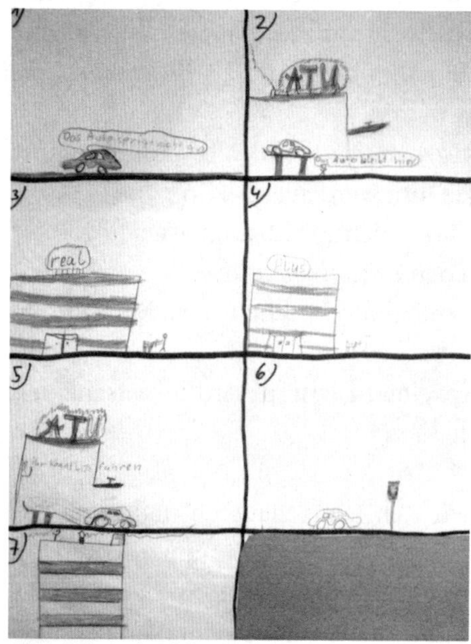

Alltägliches als Bildergeschichte

Ilja malt auf Blättern die Stationen des Brandes in seinem Hochhaus. Sein Tischnachbar Tugey wohnt im selben Haus sieben Etagen höher und kann ein ergänzendes Bild beisteuern. So entstehen eine Reihe Bilder, die nachträglich dokumentieren, was in der Brandnacht geschehen ist, und zwar aus verschiedenen Perspektiven. Ich schlage den beiden vor, die Bilder im Foyer der Schule aufzuhängen, was dazu führt, dass auch andere Kinder sich an den Brand erinnern und darüber sprechen. Das schreckliche Erlebnis, bei dem zwei Menschen starben, wird somit in die Gespräche der Kinder geholt und kann verarbeitet werden.

Nicht alles lässt sich einfach erzählen und innerlich klären. Die *Bildergeschichten* können einen Anstoß geben, etwas mitzuteilen, etwas aus den dunklen Kammern des Inneren und Verdrängten ans Licht zu bringen. Sobald die Dinge mitgeteilt und benannt werden, erhalten sie Konturen und verlieren ihren überdimensionalen Schrecken. Ein bedrückendes Erlebnis wird leichter, wenn es mit anderen geteilt werden kann, und das ist im Verhalten der Berichtenden sofort spür- und sichtbar.

1. Themenwahl

Das inhaltliche Thema für die *Bildergeschichte* ist nicht immer von entscheidender Bedeutung. Wichtig ist, dass es ein erlebnisöffnendes Thema ist, sich also im direkten oder übertragenden Sinn mit den Lebenswirklichkeiten und Erinnerungen der Kinder verbinden lässt. Das oben genannte Beispiel entstand aus der Frage, welche Wünsche die Kinder für das kommende Schuljahr haben. Ilja und Tugey drehten sich das Thema so zu Recht, dass sie sich wünschten, Feuerwehrmann zu sein – sie hatten diese während des Brandes anscheinend als Helden erlebt.

Arbeite ich mit einer ganzen Klasse, gebe ich ein Thema vor, das wahrscheinlich von allen erlebnisöffnend genutzt werden kann („Was ich in den Ferien gemacht habe"; „Als ich ein Held war"; „Der schönste Tag in meinem Leben"; „Als ich Angst hatte"; usw.). Wenn ich einzeln arbeite, bestimmt das aktuell wirksame Thema den Inhalt der *Bildergeschichte*.

2. Die Methode und ihre möglichen Ergebnisse vorstellen

Es empfiehlt sich den Kindern die Möglichkeiten dieser Methode vorzustellen. Ich zeige ihnen *Bildergeschichten*, die ich selber gemacht habe, also entweder in der Form eines Comics oder eines Bilderbuches oder aber auch als Blatt, auf dem die verschiedenen Aspekte einer Sache dargestellt sind. Meist erkennen die Kinder recht schnell, mit welchem Format sie am besten zu Recht kommen.

3. Umsetzung, Präsentation und Besprechung

Mir ist wichtig, dass die Kinder die *Bildergeschichte* als etwas verstehen, das in Worten erzählt werden kann, aber durch Zeichen und Malen länger sichtbar bleibt. Auch wäre schön, wenn sie (meist im Nachhinein) verstehen, dass sie durch Gestalten Details erinnern, die ihnen beim Erzählen vielleicht nicht eingefallen wären. Das führt dazu, dass sie nicht „schön" malen/zeichnen sollen, sondern so, dass erkennbar wird, was sie meinen. Das hilft, sich nicht in ablenkenden Details zu verlieren. Je jünger sie sind, desto leichter fällt ihnen das.

Im Anschluss an die Gestaltung sollte es die Möglichkeit geben, die jeweiligen Werke zu präsentieren, selbstverständlich freiwillig. Eine konzentrierte Präsentation für Gruppen und Schulklassen ist der Sitzkreis, aber auch im Frontbereich der Tafel zeigen Kinder sehr gerne ihr Geschaffenes.

Wenn ich einzeln arbeite, achte ich darauf, dass die Gestaltungsphase mit der Besprechungsphase entweder zusammenfällt, also eine 1:1-Situation besteht, oder nacheinander geschieht. In jedem Fall sollte die Gestaltung nicht länger als 2/3 der Gesamtzeit betragen.

Zum Teil empfiehlt es sich, die Bilder auszustellen. Es ist jedoch darauf zu achten, dass nicht alles ausgestellt werden soll. Am besten ist es, die Kinder selbst zu fragen, ob sie damit einverstanden sind, ob die *Bildergeschichten* aufgehängt und gezeigt werden sollen und können. Meist gebe ich sie aber mit, dass sie die Bilder zu Hause noch ansehen können.

Material:

- Papier in verschiedenen Größen
- Wachsmal-, Bunt- und Filzstifte
- Wasserfarben, Pinsel und Becher

19

Gefühlsbilder

Wie die Gefühle aussehen

(ab 4 Jahre)

Justin stellt sich vor, dass die Traurigkeit in seinem Oberkörper zu finden ist. Wenn die Traurigkeit besonders groß ist, drückt sie auf sein Herz, bis es weh tut. Er malt mit Wasserfarbe einen Oberkörper in grün und das Herz orange. Für die Traurigkeit wählt er Violett, die sich wie ein Kranz um das Herz schließt und dessen Farbe sich mit den anderen Farben vermischt und alles unklar macht. Als die Farben getrocknet sind, entdeckt er die Möglichkeit, das traurige Violett mit Volltonfarbe zu übermalen. Er beseitigt seine Traurigkeit mit gelber Freude. Zur Sicherheit malt er das Herz noch eine Spur roter. Justin stellt fest, dass das immer wieder so sein kann. Dann braucht er nur die richtigen Farben und etwas Zeit, bis das Violett getrocknet ist.

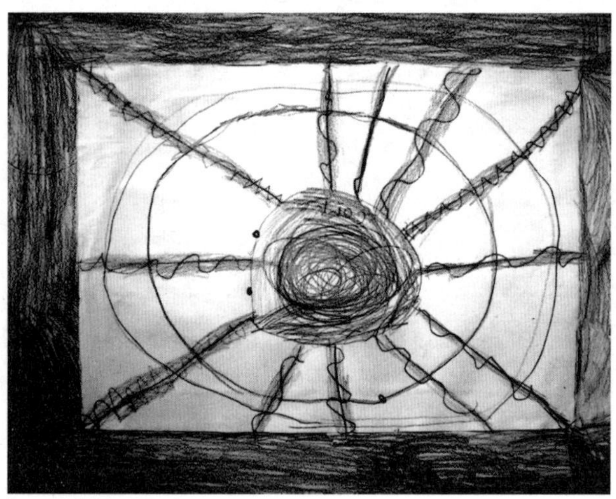

Das Gefühl...Wut!

Kinder fühlen, doch um einzelne Gefühle beschreiben zu können, brauchen sie Worte und die fehlen ihnen manchmal. Bilder können sichtbar machen, was als Wort zunächst noch unbekannt ist. Durch selbst gestaltete Bilder können Kinder von und über ihre Gefühle sprechen. Was auch immer wie erlebt wird, Kinder beschreiben meist sehr genau, was es ist und wie es sich anfühlt. Über einen spielerischen Umgang mit Formen und Farben kommt man den Gefühlen auf die Spur, sie werden sicht- und beschreibbar. Es ist erstaunlich, wie genau Kinder ihre Gefühlsbilder beschreiben.

Maike gestaltet einen Gefühlsgarten, dessen Flächen für die einzelnen Gefühle stehen. Eine große Wiesenfläche in der Mitte des Bildes stellt ihr Gefühl für die Familie dar, das sie mit Liebe beschreibt. Um die Wiese sortiert sie verschiedene Beete, die zum Teil namentlich erklärt sind (Freude, Wut, Angst) und die andererseits namenlos bleiben, aber durch Situationen beschrieben werden (als ich Opa mein erstes Schulheft gezeigt habe; wenn der Wellensittich auf meinem Kopf sitzt; wenn ich ganz schnell laufe etc.). Zwischen den einzelnen Beeten gestaltet sie teilweise Absperrungen oder Verbindungen, deren Sinn und Zweck sie genau erklärt. So ist ein dicker, schwarzer Strich dazu da, die Angst vor der Wiese zurück zu halten.

1. Gefühle kennen lernen

Gefühlsbilder bieten die Möglichkeit, mit Kindern ins Gespräch über ihre

Gefühle und die damit verbundenen Situationen zu kommen. Zu Beginn können sich die Kinder darüber austauschen, ob und welche Gefühle sie kennen und welche Farbe oder Form diese Gefühle für sie besitzen. Ein erster Schritt bei der Erkundung der Gefühle ist die Frage, welche Situationen Gefühle auslösen. Je nach Sprachschatz werden diese Situationen mit Worten umschrieben, wobei auch schon bekannte Gefühle genannt werden: Angst, Freude, Scham, Wut etc. Dabei werden auch oft Stimmungen, Atmosphären oder derzeitiges Befinden genannt und verweben sich mit dem, was per Definitionem ein Gefühl ist.

Um eine erweiterte Sicht auf die eigenen Gefühle zu erhalten, kann nach einem Ort im Körper gesucht werden, wo diese Gefühle zu finden sind. Wo befindet sich das Gefühl, das du gerade benennst? Mit welcher Farbe, welcher Form kannst du es beschreiben?

2. Die Farben und Orte der Gefühle

Auf einem Papier können die Gefühle – namenlos oder umschrieben – als Farbfläche dargestellt werden. Ein starkes Gefühl hat eine andere Farbe als ein feines. Es gibt Gefühle, die sind zart oder schwach, während andere vordergründig und kräftig aussehen. Wenn das eine Gefühl unten links beginnt, wo hält sich dann das andere auf? Berühren sie sich? Was geschieht dann mit ihnen? Und haben die Gefühle nur eine Farbe oder bestehen sie aus mehreren Farben?

3. Formen der Gefühle

Die Formen der Gefühle sind ebenso darstellbar wie ihre Farben. Wut hat eine andere Form als Liebe oder Freude. Wenn der Neid die Hoffnung trifft, wie verändern sich die jeweiligen Formen? Oder lassen sich neue Formen aus zweien oder mehreren Gefühlen bilden? Welche Gefühle können überhaupt zusammen gebracht werden? Wenn Kinder intensiv erlebte Situationen malen, entstehen ganze Landschaften. Teilweise hilft es, auch die an den Situationen beteiligten Dinge und Menschen konkret zu zeichnen und ihnen Farben zukommen zu lassen, die ihre Beziehung und die damit verbundenen Gefühle darstellen.

Varianten:

Die voran gemachten Beispiele haben zum Ausgangspunkt eine zuvor geschilderte oder wieder erlebte Situation bzw. ein bereits bekanntes Gefühl, das dann nachfolgend gestaltet wird. Man kann sich aber auch über den umgekehrten Weg den Gefühlen nähern, indem zunächst frei gestaltet wird. Erst danach oder auch währenddessen wird über die Gefühle gesprochen bzw. darüber, welche Erinnerungen, Assoziationen oder Verbindungen aus der eigenen Biografie dazu bestehen. Diese Arbeit hat gleichzeitiges Gestalten und Erzählen zum Inhalt.

Hinweise zum Ablauf

Je nach Alter der Kinder ist der Ablauf zu gestalten. Mit jüngeren Kindern (Kindergarten) ist eine 1:1 Situation empfehlenswert. Entweder malen sie zu einfachen Gefühlen oder aber frei, ganz gleich ob mit Stiften, Wasser- oder Volltonfarben. Während des Malens erzählen sie, was sie gerade erleben bzw. was sie einmal erlebt haben. Oft entstehen freie Fabulierungen, die erstaunlich viele Gefühle beschreiben, ohne sie namentlich zu kennen.

Mit einer kleinen Gruppe Kindergartenkinder fertige ich Gefühlsbilder mit Wasserfarben. Ohne vorher ein Thema festgelegt und ohne die Einheit benannt und erklärt zu haben, beginne ich zu malen. Die Kinder fragen mich, was ich da tue. Ich sage, ich wisse es nicht, aber es fühlt sich schön an, wie sich die Wasserfarbe über das Blatt verteilt. Sie beginnen mit der gleichen Tätigkeit. Nach einer Weile frage ich sie, ob sie das Gefühl kennen, wenn sie von ihren Eltern gelobt werden. Sie fangen an zu berichten, wobei sie das Malen nicht unterbrechen. Die Bilder entstehen anscheinend unabhängig zu dem Erzählten. Aber die Art, wie sie von sich berichten, ist ruhig und konzentriert.

Ältere Kinder können bereits über einen längeren Zeitraum (15-30 Minuten) alleine an der zeichnend-malerischen Gestaltung von Gefühlen arbeiten. Hilfreich ist es, sie zu einem Thema ihres Lebens arbeiten zu lassen. Aber auch die 1:1-Situation ist möglich und zum Teil sinnvoll. Oft bleiben sie bei einem Aspekt des Erzählten stehen und berichten darüber ausführlicher.

Mit Jugendlichen kann ähnlich gearbeitet werden, wenngleich ihre Fähigkeit, Gefühle sowohl farblich als auch formal differenziert darzustellen, bereits ausgeprägter ist. Gerne „flüchten“ sie sich in Symboliken, abstrakten Zeichen, mit denen sie Gefühle darstellen wollen. Dann ist es ratsam, sie frei gestalten zu lassen, bzw. zu der Form der 1:1-Arbeit überzugehen.

Fünf Jugendliche arbeiten mit mir zu dem Thema „Pubertät – (m)ein ganz besonderes Alter". Sie fertigen dazu verschiedene Kunstwerke. Christopher kann seine Gedanken und Gefühle zu diesem Thema nicht gestalten. Er versucht verschiedene Dinge, aber immer wieder scheitert er an seinen Gedanken und der Schwierigkeit diese gestalterisch umzusetzen. Ich schlage ihm vor, auf großformatigen Blättern mit verschiedenen Farben und Stiften „einfach nur zu malen". Er wählt Wasserfarben und malt eine halbe Stunde lang. Danach frage ich ihn, wie es ihm jetzt geht, und er zuckt mit den Schultern. „Ganz schon düster", murmelt er und fügt nach einer Weile hinzu: „Genauso, wie ich mich fühle."

Material:
- Papier in verschiedenen Größen
- Wachsmal-, Filz- und Buntstifte
- Wasser- und Volltonfarben
- Pinsel, Wasserbecher

20

Wunschbilder

Was ich mir wünsche

(ab 5 Jahre)

Während eines Kunst-Workshops für Jungs im Alter von 6-10 Jahren, bei denen sie zwei Tage lang LebensBühnenBilder zu dem Thema (M)Eine Heldengeschichte *bauen, lerne ich den zehnjährigen Simon kennen, der mir gleich zu Beginn mitteilt, dass seine Heldengeschichte niemanden etwas angehe und er nur deswegen hier ist, weil seine Mutter sagt, ein Jungenworkshop sei gut für ihn – was er allerdings so nicht einsieht und viel lieber mit den anderen Jungs spielen will. Der erste Tag ist dadurch gekennzeichnet, dass Simon versucht, die motiviert arbeitenden Jungs von ihren LebensBühnenBildern abzulenken, und jede sich bietende Möglichkeit zu einer Pause nutzt. Während einer der Pausen komme ich mit ihm ins Gespräch und erfahre von seinen vielen Verpflichtungen und dass er fast keine Zeit zum Spielen hat. Außerdem ist sein Freund an diesem Wochenende überraschend zu Besuch gekommen und den kann er jetzt nur am Abend sehen. Ich lasse ihn spielen. Später schlage ich ihm vor, ob er einmal, nur für sich, überlegen will, was er sich alles wünscht, was gut für ihn ist, was ihm fehlt, und auch, was ihm zu viel ist. Simon nennt mir sofort eine Reihe verschiedener Dinge, die einerseits von Überforderung und andererseits von Sehnsucht nach Freiheit sprechen. Ich frage ihn, ob er sich vorstellen kann, all das einmal zeichnerisch darzustellen. Er zeichnet einen dicken Stamm, aus dem einige Äste wachsen, daran hängend kleine Schilder, auf denen verschiedenen Themen wie Fußball spielen, Lego, Schwimmunterricht, Hausaufgaben, Computer usw. geschrieben sind. Dass ihn das Thema (M)Eine Heldengeschichte ungut berührt, wird mir schließlich deutlich, als er mir am Ende seiner Zeichnung sagt, er fühlt sich als Versager, weil ihn seine Mutter überall etwas lernen lässt, er also anscheinend gar nichts gut genug kann. Ich bitte ihn letztlich, den Baum so zu verändern, dass er seinen Wunsch darstellt, wie er leben will. Simon übermalt die meisten der Zweige und zeichnet ein Baumhaus in die Zweige, mit Tür und Schloss.*

Simons Idee mit dem Baum ist der Beginn für die *Wunschbilder.* Ein Wunschbild zeigt zunächst den aktuellen Stand, also eine gezeichnete Darstellung der eigenen Lebenswirklichkeit, und geht dann in einem zweiten Schritt zu den Wünschen, Sehnsüchten und Bedürfnissen über und lässt diese sichtbar werden. Die Ergebnisse sind dabei meist sehr unterschiedlich und ihre Herstellung dauert, je nach Gestaltungslust und Fähigkeit, verschieden lang. Ganz gleich, was gezeichnet wird, es ist wichtig, dass die Kinder darüber sprechen, wie sie das Gestalten erleben und was dadurch als Wunsch und zu bearbeitende Sehnsucht in Gang gesetzt wird. Nicht selten steht hinter einem formulierten Wunsch ein bisher verschwiegener Missstand, eine lebenshemmende Situation oder Aspekte von feindlicher Lebensumgebung, die über den abkürzenden Umweg der Wunschformulierung direkt angegangen wird. Nicht jeder gestaltete Wunsch kann unmittelbar oder mittelfristig erfüllt werden. Aber das Aufzeigen und Bewusstmachen dieser Bedürfnisse kann dabei helfen, dem Ziel aus eigener Kraft näher zu kommen. Was auch immer verändert wird, die Kinder erleben dabei, dass es möglich ist, einen Zustand so zu gestalten, dass er sich ändert. Dafür brauchen sie eine helfende Person, jemanden, der ihnen Mut macht, diese Schritte zu tun. In der Schule ist das nicht immer eine gewünschte Disziplin, weil dort in der Regel ein gegebenes Ziel erreicht werden soll. Bei den Wunschbildern soll im Gegensatz dazu eine gegebene Situation mittels Kreativität und Ideenreichtum verändert werden. Das braucht Mut – und Hilfe!

1. Ideensammlung

Zunächst stelle ich die Frage nach den Alltagsgeschehnissen, die im Leben jedes einzelnen geschehen, also nach den Hobbys, Freizeitaktivitäten, Verpflichtungen oder Aufgaben. Die Kinder sollen über ihren Tag nachdenken. Was findet alles statt, welche Dinge geschehen, was wird an sie heran getragen, welche Rhythmen bestimmen ihr Leben? Gibt es etwas, das sie besonders gerne mögen? Und was missfällt ihnen? Dauert etwas zu lange und hat etwas anderes dafür weniger Zeit?

2. Zeichnen

Dies bitte ich die Kinder zeichnend zu gestalten. Dabei mache ich verschiedene Vorschläge, wie sie alles in eine Zeichnung integrieren können.

Vielleicht können sie ihren Alltag, wie Simon, in Gestalt eines Baumes zeichnen, oder sie wählen dafür eine Landschaft, ein Haus, ein seltsames Tiere oder Fahrzeug, eine Maschine, eine Stadt, eine Pflanze. Alles, was die Fantasie anregt, ist dazu geeignet, als Ideentransport der eigenen Bedürfnisse und Wünsche gebraucht zu werden.

Kemal stellt seine Langeweile als leeres Zimmer dar; Vanessa gibt jedem Tag der Woche einen dicken Ast, der sich wiederum in verschiedene kleinere Äste gabelt und in winziger Schrift zeigt, was sie wann wo machen muss oder darf; Max kennt bereits die Versteckbilder (siehe Kapitel 16 „Versteckbilder") und zeichnet ein großes Schiff, dass sich auf Beinen fortbewegt und dessen Rumpf mehrere Klappfenster enthält, hinter denen seine Aktivitäten zu finden sind; Fabian schafft ein Tier, bestehend aus den einzelnen Teilen verschiedener Tiere und beschreibt mir später, was es mit den einzelnen Körperteilen bezogen auf seinen Alltag auf sich hat: die Hasenohren = seine Haustiere, Reptilienbeine = Fußball, Löwenzähne = Kämpfen usw.

3. Vorstellung

Die meisten Kinder sind begierig darauf, ihre Werke vorzustellen. Sie können das vor den anderen tun oder aber in kleinen Gruppen. Wenn ich einzeln mit einem Kind arbeite, geschieht die Vorstellung auch erst am Schluss des zweiten Schrittes, damit die Ideen durch meine Frage nicht beeinflusst werden.

In Schulklassen oder Gruppen gebe ich die Möglichkeit zu Rückfragen und Rückmeldungen. Dazu kann sich das vorstellende Kind aussuchen, von wem es eine Rückfrage oder Rückmeldung erhalten will. Zuvor wird festgelegt, dass es keine Kritik, Abwertung oder Verbesserungsvorschläge zu dem Bild geben darf.

4. Verändern

Jetzt können die Kinder ihre Zeichnungen verändern, indem sie zunächst darüber nachdenken, ob es Dinge gibt, die sie sich an ihrem Bild (und in ihrem Leben) anders wünschen. Was soll dazu kommen oder weggenommen werden? Wie lässt sich das ins Bild einzeichnen und integrieren? Braucht das Gezeichnete eine andere oder erweiterte Umgebung?

Dabei beschäftigen sie sich mit der Frage, welchen und wie viel Platz die einzelnen Dinge in Anspruch nehmen und was es braucht, dies in die Tat umzusetzen. Manchen fehlt der Mut, ihr zuvor gestaltetes Bild wieder zu verändern. Dann gilt es, ihnen Mut zu machen! Und auch Möglichkeiten zur Veränderung aufzuzeigen, z. B. indem sie manche Stellen mit Papier überkleben und etwas anderes darauf malen. Oder mit Volltonfarbe übermalen. Oder ausschneiden und auf einem anderen Blatt wieder aufkleben und anders weiter malen. Oder einzelne Dinge ausschneiden und in einer anderen Ordnung wieder zueinander fügen. Oder erweitern, reduzieren, vergrößern und verkleinern.

Tom schneidet alles aus. Dann legt er die einzelnen Dinge (die Schulbank, den Fußballplatz, das Klavier, seine Eltern usw.) vor sich auf den Tisch und denkt nach. Nach einer Weile nimmt er das Papier, aus dem er die einzelnen Dinge ausgeschnitten hat, klebt dies auf ein anderes Blatt und legt die einzelnen Dinge wieder in die Ausschnitte. Ich frage, was er ändern will. Er sagt, dass er dass noch nicht wisse und darüber nachdenkt, ob er überhaupt etwas ändern will. Denn grundsätzlich kann alles so bleiben, wie es ist. Aber wenn er einmal etwas ändern will, kann er es einfach heraus nehmen. Und er hebt ein ausgeschnittenes Stück aus dem Blatt.

Auf dem Bild von Jussuf sind viele Linien gemalt. Am Rand ist er zu erkennen. Er hält einen Stock in der Hand. „Damit verjage ich die Räuber", sagt er. Ich frage nach den Räubern und Jussuf erzählt von ihnen, dass sie nachts in seinem Schrank sitzen und laut sind. Er hat Angst, dass sie einmal den Schrank verlassen könnten. Ich biete ihm an, das Bild zu verändern. Sofort schneidet er sich aus und klebt sich auf ein leeres Blatt. Dann malt er ein Bett dazu und eine kleine Lampe neben sein Bett.

Material:
- Papier in verschiedenen Größen
- Wachsmal-, Filz- und Buntstifte
- Wasser- und Volltonfarben
- Pinsel, Wasserbecher
- Schere und Kleber

21

Wegepläne

Die Welt aus allen Perspektiven

(ab 6 Jahre)

Marvin zeichnet eine lange Straße. Die Ränder des Papiers bleiben weiß. Für dieses Bild benötigt er mehrere Blätter, die er dem Straßenverlauf folgend aneinander klebt. Der Ausgangspunkt ist die Schule, doch das Ziel bleibt undefiniert, die Straße endet einfach im Nichts. Die Kinder malen an diesem Morgen Wegepläne, *also die Perspektive des eigenen Schulweges von oben betrachtet. Im Vergleich zu den* Wegeplänen *der anderen Kinder ist Marvins Plan eher ungewöhnlich, weil er ausschließlich eine Straße zeichnet. Ich frage ihn, ob er mit mir darüber sprechen will. In diesem Moment hört er auf zu zeichnen und hüllt sich in Schweigen. Auch seine Lehrerin kann nicht erklären und verstehen, was los ist. Später erfährt sie, dass er mit seiner Mutter über Nacht die Stadt verlassen hat und in eine neue Wohnung gezogen ist. Er hat von ihr die Instruktion erhalten, niemandem den neuen Wohnort zu verraten, weil die Mutter von dem verlassenen Lebensgefährten bedroht wird. Marvin hat den langen Weg, trotz Verbot, gezeichnet: Die Busfahrt, während der er zweimal umsteigen muss und täglich fast drei Stunden unterwegs ist.*

Das Mitteilungsbedürfnis der Kinder ist ganz besonders. Schon beim Betreten eines Klassenraums erhalte ich verschiedene Informationen über Veränderungen, Neuerungen oder besondere Ereignisse und Erlebnisse. Dabei ist mir in den letzten Jahren aufgefallen, dass die Kinder hauptsächlich über Dinge von festen Orten, wie ihrem Zuhause, der Schule, Vereinen, Urlaubsorten, Krankenhäusern oder Besuchen in den Wohnungen von Freunden und Verwandten erzählen. Kleine Anekdoten oder größere Dramen – das meiste wird in beiläufigen Sätzen erzählt, oft zwischen Tür und Angel, und nicht selten von mehreren Kindern gleichzeitig. Die jeweiligen Informationen bieten bereits genügend Stoff für therapeutisches Arbeiten und können entsprechend genutzt werden.

Doch auffallend selten, beinahe nie erhalte ich Berichte über die Wege zwischen den einzelnen Orten. So entstand die Idee der *Wegepläne*. Und zwar die Gestaltung der Orte, die sich durch Bewegung und Abwechselung auszeichnen, also der Schulwege, der Wege zu verschiedenen Freizeitaktivitäten, der Straßen und Verbindungen, kurz: den Orten des Übergangs.

1. Erste Schritte

Zum Einstieg bitte ich die Kinder, sich vorzustellen, sie könnten sich selbst dabei beobachten, wie sie aus der Schule nach Hause gehen. Manchen hilft die Vorstellung, sie würden als kleiner Vogel oder als Miniaturflugzeug über dem eigenen Kopf schweben. Wie verläuft die Straße? Gibt es Ampeln, Brücken, Zebrastreifen? Was entdeckst du auf dem Weg? Wer begegnet dir da?

Wenn ich einzeln arbeite, kann der Schulweg zunächst symbolisch im Kleinen gelaufen werden, d.h. im Zimmer. Es wird der Anfang und das Ziel festgelegt und dann in kleinen Schritten abgelaufen: „Hier kommt der Kiosk, da ist der Stromkasten, dort hinten eine Bushaltestelle usw." Das hilft,, den Weg später besser zeichnen zu können.

In Schulklassen werden die einzelnen Wege entweder in kleinen Gruppen oder gemeinsam gesammelt. Manche Kinder haben einen ähnlichen Schulweg und können sich an das ein oder andere erinnern.

2. Den Weg zeichnen

Die einzelnen Wege werden dann auf ein Papier (bestenfalls Format A3 oder A2) gezeichnet und farblich gestaltet. Manche verschätzen sich im Format und kleben weitere Blätter dazu, was dazu führt, dass umfangreiche Beschreibungen entstehen, was alles den Schulweg ausmacht und dort zu sehen ist: knurrende Hunde hinter Hecken, Biertrinker am Kiosk, eine singende Frau mit einer Ratte im Arm, rauchende Jugendliche, blubbernde Abwasserrohre, summende Stromkästen, Geheimgänge, Abkürzungen und Schleichwege.

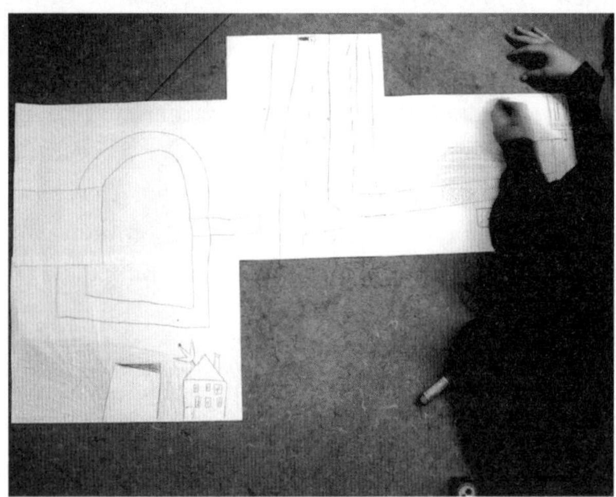

Entstehung des gezeichneten Weges

3. Über Wege sprechen

Die gezeichneten Pläne sind eine Fundgrube für Geschichten über das, was die Kinder auf ihren Wegen erleben. Die Bilder bieten eine Fülle an Möglichkeiten miteinander ins Gespräch zu kommen. Die *Wegepläne* verbinden die Zeit zwischen dem frühen Morgen bis zum Mittag und funktionieren auch zum Transport von Gesprächsthemen.

Ben läuft über einen Feldweg nach Hause und fürchtet sich an jedem Tag, die Gruppe trinkender Männer wieder zu treffen, die ihn einmal beschimpft hat.

Am Ende von Christinas Weg ist ein Garten, hinter der ein großer Schäferhund lauert und sie anknurrt.

Wenn Patrick nach Hause kommt, sitzt er vor der Tür, bis seine Mutter ihm aufmacht, was manchmal sehr lange dauert, wenn sie nicht zu Hause ist und ihm nicht gesagt hat, wann sie zurück kommt.

Seit mehreren Tagen lauern die immer gleichen Jungs auf Georg und bedrohen ihn.

4. Kontrolle ist besser

Zum Schluss mache ich den Vorschlag, mit dem Plan in der Hand nach Hause zu gehen (oder zu fahren) und zu überprüfen, ob etwas vergessen oder unerwähnt geblieben ist. Zu Hause können die *Wegepläne* dann komplettiert werden. Außerdem fordere ich die Kinder auf, besonders interessante Stellen in die Pläne einzuzeichnen bzw. zu überlegen, ob es auf ihren Wegen Orte gibt, die eine gesonderte Markierung verdienen. Neben den oben genannten Orten, erhalte ich erstaunlich viele Details, die Kinder sorgen, die ihnen den Schulweg verleiden oder an denen etwas ist, das sie beunruhigt. Es werden aber auch angenehme, interessante und beglückende Orte genannt. Verallgemeinernd kann gesagt werden, dass die meisten Pläne keine Dramen oder Abgründe zeigen. Aber für die Kinder, denen ein tägliches Geheimnis oder eine bedrückende Tatsache auf ihrem Schulweg das Leben schwer machen, kann die Einheit der *Wegepläne* einen Ausweg bieten, indem sie aussprechen und gestalten können, was sie entweder niemandem erzählen oder an keiner Stelle loswerden können. Dafür brauchen sie ein Ohr, jemanden, der ihnen zuhört und dem sie vertrauen können.

Material:

- Papier (großes Format – A3 oder A2
- Wachsmal-, Filz- und Buntstifte
- Wasser- und Volltonfarben
- Pinsel, Wasserbecher
- Kleber

22

Wertvolle Bilder

Das bin ich wert

(ab 8 Jahre)

Im Rahmen eines dreitägigen Projekts werde ich als Gestaltungstherapeut zum Thema Selbstwert *engagiert. Neben verschiedenen Einheiten zieht sich eine davon wie ein roter Faden durch die Tage: die Gestaltung eines Schatzbildes. Dabei sind die Kinder aufgefordert, einen bildnerischen Ausdruck zu ihrem eigenen Wert zu finden, dieses Bild von Tag zu Tag zu erweitern und neues hinzu zu fügen. Es entstehen farbenfrohe, opulente Bilder, voller Symbole und poetischer Beschreibungen dessen, was die Kinder mit sich und ihrem Wert in Verbindung bringen:*

Dominic sitzt auf einer Schale und wird mit Goldmünzen und Schmuck aufgewogen.

Saskias Bild zeigt sie selbst im Herzen ihrer Mutter.

Moritz versteht seinen Wert in den Dingen, die er schon kann.

Melda hat ein riesiges Glas gezeichnet, dessen unterer Boden mit verschiedenen Sachen gefüllt ist. Sie sagt, dass sie mit jedem Tag ein bisschen wertvoller wird.

1. Welchen Wert hast du?
„Wenn du mich verkaufen würdest, was bekämst du für mich?“
„Dich verkaufe ich nicht. Außerdem bist du unbezahlbar.“
„Ja, aber wie viel bin ich denn wert?“

Wenn Kinder ihren Eltern solche Fragen stellen, muss eine gute Antwort her. Kinder wollen geliebt werden, wollen etwas wert sein und von ihren Eltern und Bezugspersonen als wertvoll angenommen sein. Aber jeder definierte Wert hat seinen Rahmen und stößt zwangsläufig an eine Grenze.

Wie lässt sich der Wert eines anderen Menschen dennoch bemessen? Indem der Frager den eigenen Wert selbst ermittelt.

- Wie fühlt sich dein eigener Wert an?
- Welche wertvollen Sachen bringst du mit dir in Verbindung?

Diese Fragen sind der Beginn, um gestaltend einer Antwort nahe zu kommen. Weitere Fragen kommen hinzu, bestenfalls im Gespräch, während des Arbeitens oder in den Pausen dazwischen.

Es ist sinnvoll zu klären, was jedes Kind für wertvoll ansieht oder darunter versteht. Manche Kinder können mit der Frage zunächst nur wenig anfangen, entweder weil sie sich als nur wenig wertvoll erleben oder weil es sie befremdet, ihren eigenen Wert zu definieren. Diesen Wert symbolisch darzustellen, braucht ein gewisses Abstraktionsvermögen.

Mehmet verstummt bei der Frage nach seinem Wert. Nach einer Weile fragte er, ob ich Geld meine. Ich versuche ihm zu erklären, dass er nach etwas suchen soll, das seinen Wert zeigt, das beschreibt, wie wertvoll er sei. Er fragt, wie viel Geld er malen soll. Ich frage ihn, ob er meint, seinen Wert mit Geld beschreiben zu können. Er sagt nein und fragt, ob ich das kann. Ich muss lachen und Mehmet schiebt mir sein Blatt erleichtert entgegen. Er fordert mich auf für ihn das Geld zu malen. Ich versuche es anders und frage, was er an sich besonders gut findet. Ihm fällt zunächst nichts ein. Dann sagt er, dass er gut kämpfen kann. Mehmet ist bekannt, dass er seine Mitschüler zu oft und zu fest schlägt. Mit widerstrebendem Gefühl bestätige ich ihm, dass das Kämpfen durchaus wertvoll sein kann. Er malt es trotzdem nicht, weil er mittlerweile gelernt hat, dass es ihm und anderen nicht gut tut, wenn er schlägt. Darüber hinaus fällt ihm zunächst nichts ein. Dann sagt er, dass es gut ist, wenn er zwar schlagen kann, es aber nicht tut. Er malt sich mit einem Knopf auf der Brust. Wenn er den Knopf drückt, kann er schlagen, wenn nicht, bleibt er friedlich.

Seine Antwort ist pädagogisch überzeugend, doch weiß ich nicht, ob Mehmet das auch wirklich als seinen Wert ansieht. Am nächsten Tag hat er sein Bild ergänzt. Jetzt zeigt es ihn inmitten von Kindern, die ihm die Zunge herausstrecken und an ihm herumziehen. Er hat seine Augen geschlossen und lächelt. Mehmet erklärt mir, dass er es toll findet, dass er ruhig bleiben kann, obwohl er wütend ist. Wer kann so etwas schon? Das ist etwas, was man nirgendwo kaufen kann. Deshalb ist es wertvoll!

2. Wertvolle Bilder

Beim Gestalten der *Wertvollen Bilder* achte ich darauf, dass die Kinder ihre Arbeit ernst nehmen. Dafür gebe ich ihnen gutes Material. Auch der Ort und die Zeit, in der gearbeitet wird sollten besonders sein. Dazu gehört eine gewisse Stille und Konzentration, was besonders dann, wenn in Gruppen gearbeitet wird, zu beachten ist. Alles in allem soll eine Atmosphäre des Besonderen bestehen, soll das Thema *Wert* spürbar sein.

Es gibt keine zeitliche Vorgabe für diese Arbeit. Sie geht so lange, wie Spannung beim Gestalten vorhanden ist. Allerdings sollte sie auch nicht in ein allzu enges Zeitkonzept geklemmt werden. Bestenfalls erstreckt sich die Arbeit über einen mehrtägigen Zeitrahmen oder verläuft wöchentlich, ergänzend, neue Aspekte immer wieder aufgreifend.

Neben meinen wöchentlich wechselnden Angeboten in einer Nachmittagsgruppe, arbeiten die Kinder fortlaufend an ihren Wertvollen Bildern. *Dazu erhielt jedes Kind zu Beginn des Schuljahres feste, graue Pappe (1x1,5 Meter). Am Ende des Jahres sind umfangreich gestaltete Bilder entstanden, die den jeweilig selbst definierten Wert der einzelnen Kinder widerspiegelt.*

Zu sehen sind alltägliche Erfolge und nachmittägliche Freuden („Ich bin eine gute Schülerin.", „Ich kann gut tanzen", „Ich habe schwimmen gelernt."), außergewöhnliche Erlebnisse („Gestern habe ich einem Vogel das Leben gerettet") oder soziale Fähigkeiten („Seit mein Bruder auf der Welt ist, kann ich zu Hause helfen"). Die Bilder dienen als Träger wertvoller Erinnerungen und zeigen regelmäßig, wie wertvoll jeder Einzelne ist.

Die *Wertvollen Bilder* helfen Kindern zu erkennen, dass sie etwas Besonderes sind. Dabei brauchen sie manchmal etwas Anschubhilfe, Überzeugungsarbeit und die Erlaubnis, alles zu sagen und zu zeigen, was ihnen einfällt. Es ist wichtig, dass die Bilder an einem sicheren Ort bleiben können und nicht dem Gespött oder unachtsam formulierten Bemerkungen ausgesetzt sind.

Auch kommt es vor, dass die Kinder übertreiben und sich in immer schillernden Farben beschreiben. Das ist gut so! Das sollen sie! Das tut ihnen gut!

Mich macht die Arbeit mit den *Wertvollen Bildern* immer sehr zufrieden, vor allem die Gesichter der Kinder, die sich ändern, weich werden und glücklich. *Wertvolle Bilder* sind Balsam für Seelen von Kindern, die oft sehr Trauriges und Frustrierendes erlebt haben und immer wieder erleben.

Material:
- Papier
- Stifte, Farben und Pinsel
- „wertvolles“ Material, z. B. Goldlack, Glimmer, Lametta etc.
- Kleber
- Schere

Danksagung

Ich danke Viola Werner für den Austausch und die vielen Anregungen vor, während und nach dem Schreiben des Buches.

Danken möchte ich auch Udo Baer für die selbstverständliche und vertrauensvolle Unterstützung.

Und ich möchte ich all den vielen, ungezählten Kindern, Jugendlichen und Erwachsenen danken, die mit mir gearbeitet, mir geholfen und den Blick geweitet oder geklärt haben.